U0203397

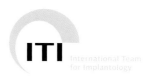

第四卷

国际口腔种植学会（ITI）口腔种植临床指南
——牙种植学的负荷方案：牙列缺失的负荷方案

ITI Treatment Guide
Loading Protocols in Implant Dentistry: Edentulous Patients

丛书主编　（荷）丹尼尔·维斯梅耶（D. Wismeijer）

　　　　　（瑞士）丹尼尔·布瑟（D. Buser）

　　　　　（瑞士）乌尔斯·贝尔瑟（U. Belser）

主　　编　（瑞士）丹尼尔·维斯梅耶（D. Wismeijer）

　　　　　（意）保罗·卡森蒂尼（P. Casentini）

　　　　　（美）杰曼·加卢奇（G. Gallucci）

　　　　　（意）马泰奥·基亚帕斯科（M.Chiapasco）

主　　译　宿玉成

北方联合出版传媒（集团）股份有限公司

辽宁科学技术出版社

沈阳

图文编辑：

邢俊杰　高　霞　凌　侠　董　明　胡书海　季秋实　贾崇富　姜　龙　李晓杰　刘慧颖　任　翔　许　诺
杨　茜　于　旸　尹　伟　左恩俊　高　阳　李　霞　浦光瑞　权慧欣　吴大雷　郑童娇　田冬梅　左　民
温　超　段　辉　吴　涛　邱　焱　蔡晓岚　阎　妮　李海英　郭世斌　李春艳　刘　晶　刘晓颖　孟　华
潘峻岩　秦红梅　沈玉婕　陶　冶

This is translation of
Loading Protocols in Implant Dentistry – Edentulous Patients, ITI Treatment Guide Series, Volume 4
by Daniel Wismeijer, Paolo Casentini, German O. Gallucci, Matteo Chiapasco

© 2010 Quintessence Publishing Co., Inc
All Rights Reserved.

© 2018，简体中文版权归辽宁科学技术出版社所有。
本书由Quintessence Publishing Co., Inc授权辽宁科学技术出版社在中国出版中文简体字版本。著作权合同登记号：06-2018年第260号。

图书在版编目（CIP）数据

牙种植学的负荷方案：牙列缺失的负荷方案 /（瑞士）丹尼尔·维斯梅耶（D.Wismeijer）等主编；宿玉成主译. — 沈阳：辽宁科学技术出版社，2019.1
　　ISBN 978-7-5591-0786-2

　　Ⅰ．①牙…　Ⅱ．①丹…②宿…　Ⅲ．①牙列—缺失—修复术　Ⅳ．①R783.4

中国版本图书馆CIP数据核字（2018）第131809号

出版发行：辽宁科学技术出版社
　　　　　（地址：沈阳市和平区十一纬路25号　邮编：110003）
印　刷　者：北京利丰雅高长城印刷有限公司
经　销　者：各地新华书店
幅面尺寸：210mm×280mm
印　　张：16
插　　页：4
字　　数：410千字
出版时间：2019年1月第1版
印刷时间：2019年1月第1次印刷
责任编辑：陈　刚　苏　阳　殷　欣
版式设计：袁　舒
责任校对：李　霞

书　　号：ISBN 978-7-5591-0786-2
定　　价：298.00元

投稿热线：024-23280336
邮购热线：024-23284502
E-mail:cyclonechen@126.com
http://www.lnkj.com.cn

国际口腔种植学会（ITI）口腔种植临床指南
第四卷

ITI Treatment Guide

丛书主编：

（荷）丹尼尔·维斯梅耶（D. Wismeijer）

（瑞士）丹尼尔·布瑟 （D. Buser）

（瑞士）乌尔斯·贝尔瑟（U. Belser）

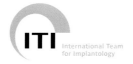

ITI International Team for Implantology

主编：
（瑞士）丹尼尔·维斯梅耶（D. Wismeijer）

（意）保罗·卡森蒂尼（P. Casentini）

（美）杰曼·加卢奇（G. Gallucci）

（意）马泰奥·基亚帕斯科（M.Chiapasco）

主译：
宿玉成

第四卷

牙种植学的负荷方案：
牙列缺失的负荷方案

Quintessence Publishing Co, Ltd
Beijing, Berlin, Barcelona, Chicago, Istanbul,
London, Milan, Moscow, New Delhi, Paris, Prague,
São Paulo, Seoul, Singapore, Tokyo, Warsaw

本书说明

　　本书所提供的资料仅用于教学目的，为特殊和疑难病例推荐序列的临床治疗指南。本书所提出的观点是基于国际口腔种植学会（ITI）共识研讨会（ITI Consensus Conferences）的一致性意见。严格说来，这些建议与国际口腔种植学会（ITI）的理念相同，也代表了作者的观点。国际口腔种植学会（ITI）以及作者、编者和出版商并没有说明或保证书中内容的完美性或准确性，对使用本书中信息所引起的损害（包括直接、间接和特殊的损害，意外性损害，经济损失等）所产生的后果，不负有任何责任。本书内容并不能取代医生对患者的个体评价，因此，将其用于治疗患者时，后果由医生本人负责。

　　本书叙述到产品、方法和技术时，使用和参考到的特殊产品、方法、技术和材料，并不代表我们推荐和认可其价值、特点或厂商的观点。

　　本书版权所有，尤其是本书所发表的资料，未经出版商事先书面授权，不得翻印本书的全部或部分内容。本书发表资料中所包含的信息受知识产权的保护。未经相关知识产权所有者事先书面授权，不得使用这些信息。

　　本书中提到的某些生产商和产品的名字可能是注册商标或所有者的名称，即便是未进行特别注释。因此，在本书出现未带专利标记的名称，也不能理解为出版商认为其不受专利权保护。

　　本书使用了FDI世界牙科联盟（FDI World Dental Federation）的牙位编码系统。

国际口腔种植学会（ITI）的愿景：

"……通过研究、交流和教育，全面普及和提高口腔种植学及其相关组织再生的知识，造福于患者。"

译者序

无疑，口腔种植已经成为牙缺失的理想修复方法。

大体上，口腔种植的发展经历了3个历史阶段：第一阶段是以实验结果为基础的种植发展阶段，其主要成就为骨结合理论的诞生和种植材料学的突破，开启了现代口腔种植的新时代；第二阶段是以扩大适应证为动力的种植发展阶段，其主要成就为引导骨再生技术的确立和种植系统设计的完善；第三阶段是以临床证据为依据的种植发展阶段，或称之为以循证医学研究为特点的种植发展阶段，其主要成就为种植理念的形成和临床原则的逐步确定。显然，这是口腔种植由初级向高级的一个发展过程。在这一进程中，根据临床医生的建议不断进行种植体及上部结构的研发和改进，积累了几十年的临床经验后，开始依据治疗效果回顾并审视各种治疗方案和治疗技术。

为此，国际口腔种植学会（ITI）教育委员会基于共识研讨会（ITI Consensus Conference），对口腔种植的各个临床方面达成了共识性论述，并且开始出版"国际口腔种植学会（ITI）口腔种植临床指南"系列丛书。本书为该系列丛书的第四卷，其主要成就包括：

- 明确了各种负荷方案的概念和临床原则
- 阐述了牙列缺失的治疗计划、外科与修复方案
- 提出了牙列缺损患者种植负荷的风险因素
- 推荐了牙列缺失负荷方案的临床程序
- 提出了牙列缺失种植治疗的SAC分类与相关的临床准则

因此，译者认为本书是目前口腔种植的指导性文献，是种植负荷方案的经典著作。

尽管本书英文版刚刚出版发行，目前已经有多种文字翻译出版。国际口腔种植学会（ITI）和国际精萃出版集团要求包括中文在内的各种文字翻译版本必须

和原英文版本完全一致。换句话说，本书除了将英文翻译成中文外，版式、纸张、页码、图片以及中文的排版位置等与原书完全一致。这也体现了目前本书在学术界与出版界中的重要位置。

由于本书出现了许多新的名词、定义和概念，因此在翻译过程中，译者在北京召开了一次关于本书的讨论会，专家们给予许多建议，在此深表谢意。同时，也感谢我的同事们花费了大量的时间，校正译稿中的不妥和错误。

尽管译者努力坚持"信、达、雅"的翻译原则，注重忠实于原文、原意，但由于翻译水平有限，难免出现不妥和错误之处，请同道批评指正。

至此，我们已经将"国际口腔种植学会（ITI）口腔种植临床指南"系列丛书的第一卷（《美学区种植治疗：单颗牙缺失的种植修复》，2007年出版）、

第二卷（《牙种植学的负荷方案：牙列缺损的负荷方案》，2007年出版）、第三卷（《拔牙位点种植：各种治疗方案》，2008年出版）、第四卷（《牙种植学的负荷方案：牙列缺失的负荷方案》，2010年出版）以及《口腔种植学的SAC分类》（2009年出版）的中文译本全部奉献给读者（中译本分别于2008年、2009年和2010年出版）。感谢读者与我们共同分享"国际口腔种植学会（ITI）口腔种植临床指南"系列丛书的精华，服务和惠顾于牙列缺损和缺失的患者。

"国际口腔种植学会（ITI）口腔种植临床指南"系列丛书是口腔种植学领域的巨著和丰碑。它将持续不断地向读者推出口腔种植学各个领域的经典著作。

最后，也感谢国际口腔种植学会（ITI）、国际精萃出版集团和辽宁科学技术出版社对译者的信任，感谢辽宁科学技术出版社在本系列丛书中译本出版过程中的合作与贡献。

前　言

口腔种植学自40年前诞生以来，已经发生了巨大变化。随着种植体材料和种植体设计的发展、修复体材料和修复体设计的进步，以及外科和修复治疗方案的优化，口腔种植学的大门已经向广大的医生和无数的患者敞开。口腔种植能为牙列缺失患者的义齿提供固位，这显著改善了患者的生活质量。目前，基于该领域的研究和实践经验的增加，将牙列缺失患者2颗种植体固位覆盖义齿描述为最低标准。

创新、认识和经验，改善了种植体设计并优化了治疗方案。研究结果和疗效评估向我们展示如何选择上部结构生物力学的最佳设计，告诉我们如何为患者选择不同的治疗方案，进而使口腔种植成为越来越可预期的治疗方案。在过去的40年间，对多数患者和许多临床指征，我们已经实现种植体从上颌6个月、下颌3个月的种植体愈合期，过渡到即刻负荷方案。

计算机技术和CAD/CAM，在口腔种植学中起到重要作用。外科引导系统和计算机辅助的上部结构制作系统，为临床医生提供了在虚拟环境中制订整个治疗计划所需要的工具。这是一个趋势，由此口腔种植学将快速发展。

于2008年在德国斯图加特召开的国际口腔种植学会（ITI）第四次共识研讨会，讨论了许多议题，包括牙列缺失患者的负荷方案和计算机技术及CAD/CAM，会议纪要发表在2009年特刊《国际口腔颌面种植学杂志》上。

本卷口腔种植临床指南，总结了第四次共识研讨会以科学证据为依据做出的结论和共识性论述。基于共识性论述，本书以详细的病例报告、图文并茂地阐述了为牙列缺失患者选择不同治疗方案的原则和建议。

作者希望，本书为"国际口腔种植学会（ITI）口腔种植临床指南"系列丛书的第四卷，能在医生为牙列缺失患者制订治疗计划时提供参考。

D. Wismeijer　　　D. Buser　　　U. Belser

致　谢

非常感谢合作方Straumann公司给予的一贯支持，否则，"国际口腔种植学会（ITI）口腔种植临床指南"系列丛书将难以完成。国际口腔种植学会（ITI）和作者对本系列丛书内容的科学性全面负责。

丛书主编、主编和译者

丛书主编：

Daniel Wismeijer, DMD, Professor
  Department of Oral Function and Restorative
  Dentistry
  Section of Oral Implantology and Prosthetic Dentistry
  Academic Center for Dentistry Amsterdam (ACTA)
  Louwesweg 1
  1066 EA Amsterdam, Netherlands
  E-mail: d.wismeijer@acta.nl

Daniel Buser, DDS, Dr. med. dent.
  Professor and Chairman
  Department of Oral Surgery and Stomatology
  School of Dental Medicine
  University of Bern
  Freiburgstrasse 7
  3010 Bern, Switzerland
  E-mail: daniel.buser@zmk.unibe.ch

Urs C. Belser, DMD, Professor
  Division of Fixed Prosthodontics and Occlusion
  School of Dental Medicine
  University of Geneva
  19, rue Barthélemy-Menn
  1205 Genève, Switzerland
  E-mail: urs.belser@unige.ch

主编：

Daniel Wismeijer, DMD, Professor
  Department of Oral Function and Restorative
  Dentistry
  Section of Oral Implantology and Prosthetic Dentistry
  Academic Center for Dentistry Amsterdam (ACTA)
  Louwesweg 1
  1066 EA Amsterdam, Netherlands
  E-mail: d.wismeijer@acta.nl

Paolo Casentini, Dr.
  Narcodont
  Piazza S. Ambrogio 16
  20123 Milano, Italy
  E-mail: paolocasentini@fastwebnet.it

German O. Gallucci, Dr. med. dent., DMD
  Director of Oral Implantology
  Harvard School of Dental Medicine
  188 Longwood Avenue
  Boston, MA 02115, USA
  E-mail: german_gallucci@hsdm.harvard.edu

Matteo Chiapasco, MD, Professor
  Head Unit of Oral Surgery
  School of Dentistry and Stomatology
  Department of Head and Neck
  San Paolo Hospital, University of Milan
  Via Beldiletto 1/3
  20142 Milano, Italy
  E-mail: matteo.chiapasco@unimi.it

主译：

宿玉成　教授
  中国医学科学院北京协和医院口腔种植中心主任，首席专家
  中华人民共和国北京市西城区大木仓胡同41号，100032
  E-mail: yuchengsu@163.com

其他参编作者

Marina Stella Bello-Silva, DDS, PhD Student
LELO - Special Laboratory of Lasers in Dentistry
School of Dentistry of the University of São Paulo
Av. Prof. Lineu Prestes, 2227
São Paulo, SP 05508-000, Brazil
E-mail: marinabello@usp.br

Arne F. Boeckler, DMD, Dr. med. dent.
Associate Professor
Martin Luther University Halle-Wittenberg
Department of Prosthodontics
Große Steinstraße 19
06108 Halle (Saale), Germany
E-mail: arne.boeckler@medizin.uni-halle.de

Luiz Otávio Alves Camargo, DDS, MSc, PhD
Av. Brig. Faria Lima, 1478 Cj. 2205/2208
Sao Paulo, SP 01451-001, Brazil
E-mail: luizotavio@me.com

Paolo Casentini, Dr.
Narcodont
Piazza S. Ambrogio 16
20123 Milano, Italy
E-mail: paolocasentini@fastwebnet.it

Matteo Chiapasco, MD, Professor
Head Unit of Oral Surgery
School of Dentistry and Stomatology
Department of Head and Neck
San Paolo Hospital, University of Milano
Via Beldiletto 1/3
20142 Milano, Italy
E-mail: matteo.chiapasco@unimi.it

Luca Cordaro MD, DDS, PhD
Head Department of Periodontics and Prosthodontics
Eastman Dental Hospital Roma and Studio Cordaro
Via Guido d'Arezzo 2
00198 Roma, Italy
E-mail: lucacordaro@usa.net

German O. Gallucci, Dr. med. dent.,DMD
Director of Oral Implantology
Harvard School of Dental Medicine
188 Longwood Avenue
Boston, MA 02115, USA
E-mail: german_gallucci@hsdm.harvard.edu

Henny J.A. Meijer, Prof. Dr.
Department Oral and Maxillofacial Surgery
University Medical Center Groningen
P.O. Box 30.001, 9700 RB Groningen, Netherlands
E-mail: h.j.a.meijer@kchir.umcg.nl

Dean Morton, BDS, MS
Professor and Interim Chair
Department of Oral Health and Rehabilitation
University of Louisville School of Dentistry
501 S. Preston, Louisville, KY 40202, USA
E-mail: dean.morton@louisville.edu

Alan G.T Payne, BDS, MDent, DDSc, FCD (SA)
Oral Implantology Research Group
Sir John Walsh Research Institute
University of Otago
310 Great King Street
Dunedin, 9016, New Zealand
E-mail: alan.payne@stonebow.otago.ac.nz

Geert Stoker, Dr.
Practice for Oral Implantology and Prosthodontics
Amazonestraat 2
3207 NB Spijkenisse, Netherlands
E-mail: geertstoker@wxs.nl

Ali Tahmaseb, Dr.
Department of Oral Function and Restorative
Dentistry, Section of Oral Implantology
and Prosthetic Dentistry
Academic Center for Dentistry Amsterdam (ACTA)
Louwesweg 1, 1066 EA Amsterdam, Netherlands
E-mail: ali@tahmaseb.eu

Pedro Tortamano, DDS, MSc, PhD
Rua Jeronimo da Veiga, 428 cj. 51
Itaim Bibi, SP 04536-001, Brazil
E-mail: tortamano@usp.br

Hans-Peter Weber, DMD, Dr. med.dent.
Raymond J.and Elva Pomfret Nagle Professor and
Chair
Department of Restorative Dentistry
and Biomaterials Sciences
Harvard School of Dental Medicine
188 Longwood Avenue
Boston, MA 02115, USA
E-mail: hpweber@hsdm.harvard.edu

目　录

1 导 言

D. Wismeijer

国际口腔种植学会（ITI）的愿景是："……通过研究、交流和教育，全面普及和提高口腔种植学及其相关组织再生的知识，造福于患者。" 21世纪的最初10年间，国际口腔种植学会（ITI）经教育委员会的多方努力，在牙种植学普及和患者教育方面一直处于领先地位：

- 国际口腔种植学会（ITI）共识研讨会，定期大量更新临床治疗方法的证据，包括种植外科和种植修复等方面。这些研讨会引导医生以循证医学的方法为患者提供治疗。

- "国际口腔种植学会（ITI）口腔种植临床指南"，向医生提供种植治疗的客观建议。这些建议和治疗概念都基于临床效果，以及国际口腔种植学会（ITI）共识研讨会的成果和建议，并由经验丰富的医生进行了图文并茂的阐述。

- 《口腔颌面种植学词汇》是牙种植学领域专业医生的另一本工具书，包含不同方面的2000多个专业名词，是该领域的标准著作。

《牙种植学的SAC分类》（2009）是医生为具体患者选择治疗方法的参考工具。通过该书可以评定治疗的复杂程度、所包含的风险以及所需要的技能。该著作的依据是2007年3月召开的相关主题的国际口腔种植学会（ITI）研讨会。

国际口腔种植学会（ITI）第四次共识研讨会于2008年8月举行，讨论了牙种植学的不同专题，包括负荷程序和计算机技术的应用，会议纪要发表于2009年特刊《国际口腔颌面种植杂志》。

本卷口腔种植临床指南是该系列丛书中的第四卷，重点是牙列缺失患者的种植治疗。基于国际口腔种植学会（ITI）第四次共识研讨会所研究的大量文献和所形成的建议及结果，提出了基于证据的治疗方案，并获得了详细的病例报告的支持。我们希望，国际口腔种植学会（ITI）口腔种植临床指南第四卷如同前3卷一样，将再次成为医生达到治疗目标的有利工具。

2 国际口腔种植学会（ITI）第四次共识研讨会纪要：牙种植学的负荷方案

G. O. Gallucci, D. Morton, H. P. Weber, D. Wismeijer

在德国斯图加特举行的国际口腔种植学会（ITI）第四次共识研讨会的第三工作组，评述了迄今为止牙种植学负荷方案的科学证据。工作组由3个小组组成：

- 前牙区牙列缺损
- 后牙区牙列缺损
- 牙列缺失

工作组成员：

组长：　　　Hans-Peter Weber

评述者：　　German O. Gallucci
　　　　　　Linda Grütter
　　　　　　Mario Roccuzzo

秘书：　　　Dean Morton

合作评述者：Urs Belser
　　　　　　Luca Cordaro

成员：　　　Gil Alcoforado
　　　　　　Juan Blanco
　　　　　　Roberto Cornellini
　　　　　　Tony Dawson
　　　　　　Andreas Feloutzis
　　　　　　Siegfried M. Heckmann
　　　　　　Frank L. Higginbottom
　　　　　　Haldun Iplikçioglu
　　　　　　Bob Jaffin
　　　　　　Hong-chang Lai（赖宏昌）
　　　　　　Niklaus P. Lang
　　　　　　Richard Leesungbok
　　　　　　Robert A. Levine
　　　　　　Torsten E. Reichert
　　　　　　George K. B. Sándor
　　　　　　Makoto Shiota
　　　　　　Alejandro Trevino Santos

关于牙列缺失，工作组提交了与上颌和下颌种植体支持的修复体相关的、高质量的科学和临床证据。主要目的是按照治疗程序和所选择的修复设计，评价各种负荷方案的种植体存留率。

电子查询到2371篇公开发表的文献，其中61篇符合纳入标准。工作组的评述只纳入了种植体为"粗糙表面"的研究报告，包括2278名患者，共9701颗种植体。这些研究报告按照治疗方案和修复设计分类，分别评估固定和可摘修复体进行常规、早期和即刻负荷的结果（表1）。

尽管多项随机对照研究（RCT）和综述已经证实牙列缺失患者缩短愈合期进行负荷的临床结果，但是相关的科学证据主要集中在种植体存留或成功方面，而修复效果的信息则十分有限。为了评价目前改良的牙列缺失患者负荷方案，分别按以下方面分析资料：①上颌与下颌的负荷方案；②固定与可摘修复体；③粗糙表面种植体；④种植体植入已愈合或未愈合的拔牙窝。这些因素通常直接影响种植体和修复体的存留率。

表1 根据负荷方案与修复设计所选择的文献数量

	覆盖义齿		固定修复体	
	上颌	下颌	上颌	下颌
常规负荷	3 篇文献 0（随机对照研究） 2（前瞻性研究） 1（回顾性研究） 110名患者/530颗种植体 94.8% ~ 97.7% OH+	10 篇文献 4（随机对照研究） 4（前瞻性研究） 2（回顾性研究） 671名患者/1396颗种植体 97.1% ~ 100% OH+	4 篇文献 1（随机对照研究） 3（前瞻性研究） 0（回顾性研究） 104名患者/719颗种植体 95.5% ~ 97.9% OH+	4 篇文献 1（随机对照研究） 2（前瞻性研究） 1（回顾性研究） 207名患者/1254颗种植体 97.2% ~ 98.7% OH+
早期负荷	2 篇文献 0（随机对照研究） 2（前瞻性研究） 0（回顾性研究） 49名患者/185颗种植体 87.2% ~ 95% OH−	4 篇文献 1（随机对照研究） 3（前瞻性研究） 0（回顾性研究） 68名患者/136颗种植体 97.1% ~ 100% OH+	4 篇文献 1（随机对照研究） 1（前瞻性研究） 2（回顾性研究） 54名患者/344颗种植体 93.4% ~ 99% OH+	3 篇文献 0（随机对照研究） 2（前瞻性研究） 1（回顾性研究） 176名患者/802颗种植体 98.6% ~ 100% OH+
即刻负荷	1 篇文献 0（随机对照研究） 1（前瞻性研究） 0（回顾性研究） 12名患者/48颗种植体 95.6% OH 无统计学意义	7 篇文献 0（随机对照研究） 6（前瞻性研究） 1（回顾性研究） 329名患者/1161颗种植体 96% ~ 100% OH+	6 篇文献 0（随机对照研究） 5（前瞻性研究） 1（回顾性研究） 153名患者/893颗种植体 95.4% ~ 100% OH+	7 篇文献 0（随机对照研究） 5（前瞻性研究） 2（回顾性研究） 181名患者/942颗种植体 98% ~ 100% OH+
即刻种植即刻负荷	无可用文献	无可用文献	4 篇文献 0（随机对照研究） 1（前瞻性研究） 3（回顾性研究） 149名患者/1194颗种植体 87.5% ~ 98.4% OH −	2 篇文献 0（随机对照研究） 0（前瞻性研究） 2（回顾性研究） 15名患者/97颗种植体 97.7% ~ 100% OH+
小计	27		34	
总计	61			

OH：结果一致性；+（差异小于10%）；−（差异大于10%）

2.1　牙列缺失患者骨内种植体负荷方案所推荐的临床程序

目前不再是一种负荷方案，已经明确这些改良的负荷方案中对成功获得骨结合发挥关键作用的因素包括：种植体初始稳定性、种植体表面特性、解剖条件、骨代谢、临时修复体的设计和愈合期的型。理想情况下，在为牙列缺失患者选择合理负荷方案时都应予以考虑（见第5章）。

国际口腔种植学会（ITI）第四次共识研讨会，为不同临床指征的种植体负荷推荐了新的方案（《国际口腔颌面种植杂志》特刊，2009），其依据为表1所列的参数。为了给出不同负荷方案的临床推荐意见，研究设计、样本量和结果的一致性（OH）被作为主要参数。当治疗方案的种植体存留率差异≤10%时为结果一致性（OH+），当差异>10%为结果缺乏一致性（OH−）（表1）。

基于以上标准，科学和／或临床证据分为如下4组：

- SCV：获得科学和临床的证实。
- CWD：获得临床文献的充分证实。
- CD：获得临床文献的证实。
- CID：临床文献的证据不充分。

种植体支持的下颌覆盖义齿和上颌固定修复体的常规负荷都获得了最高程度的科学和临床证实。上颌覆盖义齿即刻负荷、上颌或下颌即刻种植的固定修复体或覆盖义齿即刻负荷，未获得充分的科学或临床文献的证据和证实。牙列缺失其他负荷方案的临床文献证据的水平不一，而且未获得应有的科学证实（表2）。

表2　上颌或下颌牙列缺失各种负荷方案的证据水平

	覆盖义齿		固定修复体	
	上颌	下颌	上颌	下颌
常规负荷	CWD	SCV	SCV	CWD
早期负荷	CD	CWD	CD	CD
即刻负荷	CID	CWD	CWD	CWD
即刻种植即刻负荷	CID	CID	CD	CID

SCV：获得科学和临床的证实（深绿色背景）；CWD：获得临床文献的充分证实（浅绿色背景）；CD：获得临床文献的证实（黄色背景）；CID：临床文献的证据不充分（红色背景）

表2表达了基于科学证据为不同临床指征选择负荷方案的简化方法。深绿色和浅绿色背景组的负荷方案至少是获得了临床文献的充分证实，并且在较多的文献中具有结果的一致性。黄色背景组代表获得了临床文献证实的负荷方案，但文献数量小或样本量有限。红色背景组中，所有负荷方案种植体存留率的评价存在结果一致性的巨大差异，可以认为这些方案具有技术敏感性。因此在选择红色组负荷方案之前应仔细选择患者，考虑操作者的技巧和患者的风险效益。

但是，这个描述不是指治疗程序的复杂程度。根据SAC分类，某些病例仍为复杂或高度复杂类。

2.1.1　专业术语的定义

工作组回顾了国际口腔种植学会（ITI）上次共识研讨会由Cochran等发表的结论和共识性论述，以及其他机构关于负荷方案的各种定义。表3总结了已出现术语的不同定义。

负荷方案是2002年西班牙巴塞罗那共识研讨会的一部分。Aparicio等就下列种植体负荷定义取得了一致性意见：
- 即刻负荷：种植体植入当天，戴入种植修复体。

表3　负荷方案定义的汇总与名词释义

	即刻负荷	早期负荷	常规负荷	延期负荷	名词释义
巴塞罗那共识研讨会，2002	<24小时	>24小时 <3~6个月	3~6个月	>3~6个月	非功能性负荷：正中𬌗时，修复体与对颌牙无接触
国际口腔种植学会（ITI）共识研讨会，2003	<48小时	>48小时 <3个月	3~6个月	>3~6个月	即刻修复：无𬌗接触的即刻负荷
欧洲骨结合学会（EAO），2006	<72小时		>3个月（下颌） >6个月（上颌）	>3~6个月	即刻修复或非功能性即刻负荷的定义为72小时之内修复但无𬌗接触
Cochran系统性评述，2007	<1周	>1周 <2个月	>2个月		即刻负荷存在或不存在𬌗接触

- 早期负荷：3～6个月的常规愈合期之前，戴入种植修复体。负荷时机应以天/周计算。

- 常规负荷：种植体植入后3～6个月，戴入种植修复体。

- 延期负荷：3～6个月的常规愈合期之后，戴入种植修复体。

在瑞士Gstaad召开的国际口腔种植学会（ITI）第三次共识研讨会上，负荷定义修订如下（Cochran等，2004）：

- 即刻负荷：种植体植入后，48小时之内戴入种植修复体，并且与对颌牙接触。

- 早期负荷：种植体植入后，48小时至3个月戴入种植修复体，并且与对颌牙接触。

- 常规负荷：种植体植入后，经过3～6个月愈合期，戴入种植修复体。

- 延期负荷：种植体植入后，超过3～6个月的常规愈合期之后，戴入种植修复体。

- 即刻修复：种植体植入后，48小时之内戴入种植修复体，与对颌牙无接触。

2006年在瑞士苏黎世召开的欧洲骨结合学会（EAO）共识研讨会上，Nkenke和Fenner发表了一篇评述，并通过了如下定义：

- 即刻负荷：种植体植入后，72小时之内戴入种植修复体，并且与对颌牙接触。
- 常规负荷：种植体植入后，下颌至少3个

月、上颌至少6个月的无负荷愈合期之后，戴入种植修复体。

- 非功能性即刻负荷与即刻修复：种植体植入后，72小时之内戴入修复体，与对颌牙无完全接触。

Esposito等发表了种植体各种负荷时机的最新版本的系统性评述，由此产生了如下定义：

- 即刻负荷：种植体植入后，1周之内戴入种植修复体，未区别功能与非功能性负荷。

- 早期负荷：种植体植入后，1周至2个月戴入种植修复体。

- 常规负荷：种植体植入后，2个月之后戴入种植修复体。

基于以上的定义、Cochran的报道（Esposito等，2007）和国际口腔种植学会（ITI）第四次共识研讨会，第三工作组就牙列缺失的种植体负荷方案提出了国际口腔种植学会（ITI）的定义：

- 常规负荷：种植体植入后，不戴入种植修复体，允许超过2个月的愈合期。

- 早期负荷：种植体植入后，1周至2个月戴入种植修复体。

- 即刻负荷：种植体植入后，1周之内戴入种植修复体。

此外，工作组建议放弃独立定义延期负荷，因为可以将其包括在常规负荷的定义中。

2.2 共识性论述

论述1

对于上颌和下颌牙列缺失，现有文献支持微粗糙表面种植体植入后6～8周负荷，下颌采用的是固定修复体或覆盖义齿，上颌采用的是固定修复体。因此，对于多数患者而言，应该常规选择这些方法，并在这个时间段内进行种植体负荷。

论述2

在该时间段内（种植体植入后6～8周），支持上颌覆盖义齿进行种植体负荷的现有文献的证据水平较低。同样，支持牙列缺失在2～6周进行种植体负荷的科学证据不足。

论述3

对于下颌牙列缺失，现有文献支持微粗糙表面种植体通过固定修复体或覆盖义齿即刻负荷。本项共识性论述充分理解治疗的复杂性，认为该治疗方案是具备良好培训、经验和技能的医生的一项可靠性治疗选项。

论述4

对于上颌牙列缺失，现有文献支持微粗糙表面种植体通过固定修复体即刻负荷。本项共识性论述充分理解治疗的复杂性，认为该治疗方案是具备良好培训、经验和技能的医生的一项可靠性治疗选项。

论述5

对于上颌牙列缺失，支持种植体通过覆盖义齿即刻负荷的现有资料不充分。

论述6

对于上颌和下颌牙列缺失，推荐在特殊情况下进行常规负荷（种植体植入2个月之后）。这些情况包括但不限于：牙槽嵴增量、上颌窦底提升、口腔副功能、上颌覆盖义齿和受植区条件不佳等。

2.3　牙列缺失患者应用计算机技术和CAD/CAM 的共识性论述

国际口腔种植学会（ITI）第四次共识研讨会第二工作组评述了牙种植学相关的新技术、新工艺。工作组成员包括：

组长：　　　Christoph H mmerle

评述者：　　Ronald Jung
　　　　　　David W. Paquette
　　　　　　Daniel Wismeijer

合作评述者：Linah Ashy
　　　　　　Nadine Brodala
　　　　　　Jeffrey Ganeles
　　　　　　Theodoros Kapos
　　　　　　David Schneider
　　　　　　Ali Tahmaseb

秘书：　　　Paul Stone

成员：　　　Stephen Barter
　　　　　　Didier Blasé
　　　　　　Marcelo Conci
　　　　　　Steven E. Eckert
　　　　　　Chris Evans
　　　　　　Ingrid Grunert
　　　　　　Hideaki Katsuyama
　　　　　　Bruno Schmid
　　　　　　Yucheng Su（宿玉成）
　　　　　　Thomas D. Taylor
　　　　　　Thomas G. Wilson
　　　　　　Zhiyong Zhang（张志勇）

将科学证据划分为两个主题：牙种植学中计算机技术的外科应用，以及牙种植学中CAD/CAM用于制作基底和基台。

2.3.1 牙种植学中计算机技术的外科应用

计算机引导（静态引导）外科：用于手术的静态外科导板直接从计算机断层数据中复制虚拟的种植体位置，不允许在术中改变种植体位置。

计算机导航（动态引导）外科：应用外科导航系统直接从计算机断层影像中再现虚拟的种植体位置，允许在术中改变种植体位置。

工作组建议，具备良好的培训与经验以及完善的术前计划，这些系统将有利于下列临床情况：

- 解剖条件复杂。
- 微创外科。
- 在高美学要求病例，获得理想的种植体植入位置。
- 即刻负荷。

论述1
在特定条件下，有文献支持证明使用计算机技术应用是足够精确的。

论述2
计算机引导和计算机导航的外科技术与传统外科技术对比，没有长期数据支持提出一个与种植体和修复体存留及成功相关的假说。

论述3
在商业利益驱动下，未经文献所证实的技术迅猛发展，已经导致不切实际的寄期望于应用目前的计算机技术获得治疗的有效性和便捷性。

2.3.2 牙种植学中的计算机辅助设计和计算机辅助制作

计算机辅助设计（CAD）和计算机辅助制作（CAM）已经在牙种植领域中用于设计和制作修复体基底和基台。其优势包括：改进质量、提高对制作过程的控制、降低对传统技工室工艺的依赖，并且降低成本。特殊优势如下：

- 提高质量。
- 降低成本。
- 个性化治疗理念。
- 提高精度。
- 降低对传统技工室的依赖。
- 治疗过程的连续性。
- 材质相同。
- 库存最少化。
- 个性化加工产业化。
- 根据材料特性，软件可以使修复部件达到最小尺寸。

CAD/CAM技术的缺点包括：设备的购置和维护成本、操作设备培训所需要的时间与教育，以及医生对特定技术效果的可控性不足。缺点如下：

- 设备的初始成本。
- 学习曲线。
- 技术的寿命较短。
- 受工业化控制。
- 可选择的材料种类有限。
- 软件需要更新。
- 容易受到材料更新的影响。

论述4
关于CAD/CAM制作基底和基台，尽管初步的证据已显见前途，但系统性评述文献并未得出常规使用该工艺获得安全性和有效性的有意义的临床证据。目前，关于该项工艺长期效果的文献证据不足。

2.4　结论

　　国际口腔种植学会（ITI）第四次共识研讨会的共识性论述，是对迄今为止牙列缺失患者负荷方案的临床和科学证据的全面阐述，可以根据不同的临床状况将其用于选择最合适的负荷方案。书中所报告的病例都是基于这些论述选择负荷方案，第5章将根据主要的临床状况详细解释如何做出选择。

3 牙列缺失患者的术前评估与修复计划

D. Wismeijer, P. Casentini, M. Chiapasco

依据修复方式不同，戴用可摘义齿的患者对义齿的不满意率为10%～30%（van Waas，1990；Kent和Johns，1994），主要问题为：下颌义齿松动，行使功能时疼痛，影响发音、美学和咀嚼等。

这些问题的主要原因是下颌义齿的固位力丧失和稳定性差，而其主要原因则为义齿承托区的骨吸收。拔牙后1～3年，骨吸收最为严重。之后，吸收过程逐渐减缓，但绝不会完全停止。在很长一个阶段，下颌骨高度以平均每年0.2mm的速度降低（Tallgren，1972）。某些病例，骨吸收严重到难以用总义齿满足患者需求的程度。

在牙种植学被承认以前，义齿存在严重固位问题的患者需要进行修复前外科治疗（前庭成形术、口底成形术或牙槽嵴骨增量术以改善义齿承托区的外形）或义齿软衬。通常这些治疗都不是永久性解决方案（Stoelinga等，1986；Mercier等，1992；van Waas等，1992）。

但是在过去的几十年间，牙种植体被广泛用于治疗义齿固位困难的牙列缺失患者，并应用了不同的修复方式。如果能够植入足够数量的种植体，且垂直向和水平向骨量充足，可以采用种植体支持的固定修复体。此种修复体只能由专业人员拆卸。

另一种选择为可摘义齿。固定与可摘式修复方法的不同之处在于：美学修复能力、卫生维护限制，尤其是治疗费用。与种植体支持的固定义齿相比，覆盖义齿费用较低，对许多患者来说颇具吸引力。

许多因素都会影响患者选择所提供的治疗方式，将决策过程分为以下几步较为合理：

- 初次检查后考量不同的治疗方案，确定初步治疗计划。
- 依据患者选择的治疗方案确定治疗计划。
- 推荐种植修复体的种类。

首先，必须了解患者的愿望和主诉、全身健康状况及其既往史。初次检查的目的是甄别种植治疗的相对或绝对禁忌证。由此，可以及早确定患者是否适合于种植义齿修复。患者可以得知各种治疗方案的大概框架和一般信息。然后，基于患者的愿望制订出初步治疗计划。

初步治疗计划制订之后，进行专科检查，审视种植治疗程序，告知患者不同的治疗选项及其可能的预后。

接下来制订最终治疗计划，包括种植体数目、尺寸和形状、植入位置以及上部结构的类型。决定种植治疗的步骤、时间和费用。通常需要医生与患者达成共识，签署知情同意书。从此开始进入实际治疗程序。

3.1 初步检查

需要明确如下各个方面：患者的愿望，全身健康状况，吸烟习惯，口腔既往史，口外和口内检查，常规性放射线评估，适应证和初步治疗计划。

一般情况

患者的愿望：患者对种植治疗的期望并不一定十分客观，因为通常是从媒体或者其他患者处获得有关治疗方案的相关信息。对种植治疗患者，错误信息会产生不利的影响。因此，确定患者的愿望和美学要求非常重要。通常，要引导患者理解种植治疗的相关困难和局限性。患者应当清楚可能需要一定程度的妥协，某些患者将不得不调整自己的愿望以适应实际情况。牙科学中的质量可以定义为"满足患者的期望"。因此，医生能够清楚了解患者的期望，并提供可以达到患者预期目标的治疗极其重要。询问患者："您的牙齿是什么时候拔除的？"、"缺牙的原因是什么？"，可以了解治疗史及患者对口腔治疗的态度；"您缺牙后镶过几次牙？"、"您上一副假牙是什么时候做的？"以及"您会经常戴用上一副假牙吗？"，可以了解患者戴用义齿时可能遇到过的问题。主诉为不满可摘义齿、期望用美学和功能均类似天然牙的固定修复体修复，相较期望增强可摘义齿固位的患者，其要求是截然不同的。

从患者的期望来说，有时更偏好固定修复体，尤其是用过不合适的可摘修复体和有过度咽反射的患者。也有剩余牙无法保留、适合全口牙拔除的患者，他们通常不愿拔牙，但反而要求进行种植体支持的固定修复。

患者应该充分了解关于固定义齿的局限性的信息，如维护要求高、有时造成发音困难以及费用通常更高等。

此外，必须告知患者种植体支持的修复体最终外形，以及修复后微笑时的表现。医生应当用图片、影像或绘图的方式形象地说明最常见的修复体类型，并强调这些不同的修复选项的优势和局限性。

固定修复体通常比可摘修复体的费用高，因为种植体部件和技工室材料更加昂贵。另一方面，这并非严格的规则，因为某些类型的种植体支持的可摘修复体涉及昂贵的材料和复杂的技工室程序。费用预算当然是影响患者选择最终修复体的一项重要因素，必须与患者讨论。

最后，应该再次向患者强调，科学证据清楚地显示证明牙列缺失的可摘和固定种植体支持的修复体，均能很好地改善生活质量（Wismeijer等，1992，1995，1997；Feine等，2002；Trulsson等，2002）。

全身健康状况的风险：治疗前评估通常应包括患者的健康状况分析。种植治疗的绝对禁忌证很少，但是已有文献报道某些风险因素：已经证实未控制的糖尿病或免疫性疾病、正在口服双膦酸盐类药物或接受放射治疗的骨病、免疫缺陷或吸烟等均为种植体周围炎的高风险因素（Ferreira等，2006）。

牙列缺失的病因：患者的口腔既往史也是重要因素。龋病或外伤失牙的患者，与牙周病失牙的患者相比，种植体脱落的风险要低很多。如果因牙周病失牙，即使为牙列缺失，患种植体周围炎的风险也会很高（Karoussis等，2004；Heitz-Mayfield，2008）。

年龄：有时患者认为年龄可能是种植治疗的禁忌证。然而，文献并未提出种植治疗的年龄上限。但另一方面，年长的患者通常患有的全身疾病可能最终成为种植治疗的禁忌证。种植治疗也适用于年轻患者（尚未结束生长发育期的患者）（Bernard等，2004；Fudalej等，2007）。

口外检查

口外检查时要特别评估笑线和面部丰满度。尤其是长期缺牙的患者，牙槽嵴颊侧外形通常不能为上唇提供充分的支撑，种植体支持的固定修复体通常达不到种植体固位的覆盖义齿的美学效果。在这些病例中，由于种植体的植入位置通常更偏向口腔侧，固定修复体可能达不到预期的美学效果。在前牙区，种植体植入需要更加唇倾，至少为上唇提供一定程度的支撑并恢复患者的面部侧貌。种植体固位的覆盖义齿则更易于向唇侧延伸，使修复医生能够创造更接近自然的美学效果。微笑时上颌大部分软组织暴露者，必定是美学风险患者（Goodacre等，2003）。

口内检查

口腔卫生：只有对单颌牙列缺失患者才能有效评估口腔卫生。并无文献显示口腔卫生和种植体成功之间有明显相关性。治疗上颌和下颌牙列均缺失患者，尤其是长时间牙列缺失者，医生应该意识到此类患者通常已经忘记如何进行适当的口腔卫生维护。某些病例中，选择简单方案（如种植体固位的覆盖义齿），而不是复杂的种植支持的固定修复方案更为稳妥。对无法有效维护口腔卫生的患者，通常需要提供简单的治疗方案。

牙周炎／牙周炎病史：任何牙周炎的治疗必须在种植治疗之前进行。种植体周围炎的病原菌构成几乎与牙周炎相同。种植体周围炎的龈下菌斑由厌氧菌群组成，主要为革兰阴性菌。常见的致病菌有牙龈卟啉单胞菌、福赛坦菌和螺旋体。牙列缺损的患者，这些致病菌很可能是由于口内转移，从龈下区域迁移而来（van Winkelhoff等，2000）。单颌牙列缺失的患者，初诊时必须评估对颌牙的牙周状态。

急性感染：存在急性感染是口腔种植治疗的绝对禁忌证。在种植体植入之前必须治疗这些感染，直至痊愈。

开口度：口内检查时，应记录开口度。开口受限通常无法在后牙区进行种植治疗。

为有严重磨牙症病史的患者进行种植治疗时，医生也应当小心谨慎。此类患者存在某些种植体过度负荷的风险，因此固定修复体的治疗计划必须建立在种植体垂直向负荷的基础上。此类病例，种植体固位的覆盖义齿风险较小。与固定修复体相比，可摘义齿的优点是更容易修理。

颌位关系：上下颌关系的差异，诸如反𬌗、严重的安氏Ⅱ类或Ⅲ类错𬌗，以及极度缩小的颌间距离，可导致修复阶段的生物力学风险。在早期发现这些潜在的问题十分重要。这些问题的解决对策包括：

- 非种植治疗。
- 种植体植入前进行正颌手术。
- 骨移植程序。
- 选择可避免并发症的修复方案（可摘修复体，而非固定修复体）。
- 颌间距离不足时，降低下颌骨的高度，为杆附着体或固定修复体提供足够的空间；或选择无上部结构、只依靠附着体固位的覆盖义齿。

牙列缺失的牙槽嵴外形：应用口内触诊评估以下几个方面：不规则的骨结构，牙槽嵴的锐利度（刃状牙槽嵴），骨表面黏膜松软，肌肉附着和口底，下颌隆突，以及骨弓形态等。

通常在种植体植入之前需要矫正刃状牙槽嵴。要创造出宽度足以植入合适直径种植体的牙槽嵴平台，某些病例中牙槽嵴高度可能要降低5mm甚至更多。此外，也应该纠正义齿承托区软组织下方不规则的骨结构，否则会造成患者的不适。

也应当检查前庭深度。骨吸收常常导致前庭变浅。此类病例，种植体固位的覆盖义齿易于提供唇部支撑，获得可接受的美学效果。

软组织的质与量：口内检查时，建议检查角化黏膜量。值得注意的是，这一因素与种植治疗的成功无关，但是影响患者的舒适程度。如果种植体颈部周围有角化黏膜袖口，患者对种植体周围不适的抱怨就会减少。软组织在种植体和基台表面受到牵拉，会造成疼痛。在固定修复体，宽而厚的角化组织是有利因素，因为它易于软组织处理以重建种植体间软组织、刺激固定修复体的龈乳头增生。厚角化组织也有助于避免种植体颈部暴露（图1a～c）。

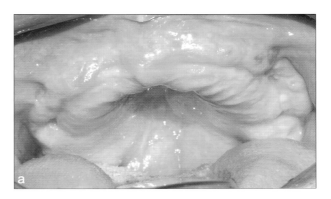

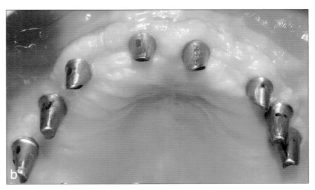

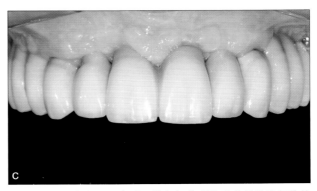

图1a～c　厚角化组织有助于软组织处理和改善最终修复体的美学效果

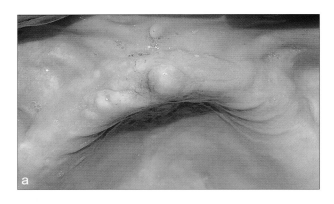

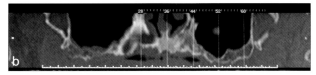

图2a，b　切牙乳头位于牙槽嵴顶，腭部平坦，通常伴有牙列缺失的上颌骨重度萎缩

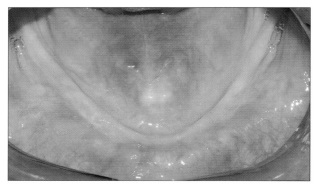

图3　当存在非常严重的下颌牙槽嵴萎缩时，颏棘更加表浅易见

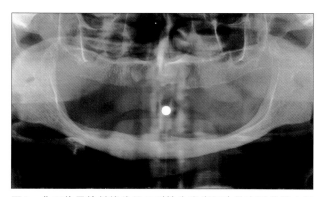

图4　曲面体层放射线片是牙列缺失患者初次检查时的基本手段，可以为治疗计划提供多种信息

上颌牙列缺失的口内检查：切牙乳头的位置与牙槽嵴的关系反映了矢状方向上骨吸收的量，位于嵴顶或颊侧通常与牙槽嵴的严重萎缩相关，除非进行骨增量，否则为固定修复体的禁忌证。

牙槽嵴重度吸收的患者，通常可以检查到腭部平坦。此类病例，若要用固定修复体进行修复，通常不可避免要进行骨移植程序（图2a，b）。

上颌隆突，尤其是腭隆突，使全腭部基托的覆盖义齿修复复杂化，可能造成食物嵌塞。应考虑在种植体植入之前将其切除。

下颌牙列缺失的口内检查：牙列缺失的下颌重度萎缩者，在计划固定修复体修复时，有时会受到颏棘的影响；在重度吸收的下颌，颏棘相对牙槽嵴顶的位置更偏冠方。由于舌体通过舌肌附着于颏棘上，外科切除舌棘会造成功能障碍（图3）。该区域不应包含在种植手术和修复中，以避免功能障碍。

下颌隆突也是一个问题。通常覆盖于其上的薄软组织，容易被覆盖义齿的舌侧基托损伤。而短的舌侧基托又会造成食物嵌塞。可以考虑外科切除下颌隆突。

初步放射线检查：牙列缺失考虑种植修复时，曲面体层放射线片可能是最方便的放射线检查方法，可评估余留病变和种植体植入的可用骨量。当然需要考虑到图像的扭曲。曲面体层放射线片依据放射线机器的结构、机型以及患者的拍摄体位，都会有很大范围的扭曲，可能导致比实际骨的形态放大高达20%。种植体制造商提供相应放大倍数的种植体模板，以帮助具体病例选择种植体型号。建议用放射模板，例如置入金属球作为指示器，放在将要种植的区域拍摄放射线片以计算曲面体层放射线片的放大率。球的实际直径可以作为计算的基础（图4）。

有少数病例，临床检查已经明确牙列缺失的牙槽嵴外形良好，确认骨解剖形态良好的曲面体层放射线片就可以为正确的治疗计划提供足够的信息（图5a，b）。

存在某种萎缩程度的所有病例，尤其是治疗计划以固定修复为方向时，应该通过计算机断层（CT）获得准确的放射影像诊断。

根据初步检查阶段收集的信息，医生对患者的可能适应证有了大致的想法。患者获知的治疗方案的大体轮廓和一般信息，并依据患者的愿望制订出初步治疗计划。

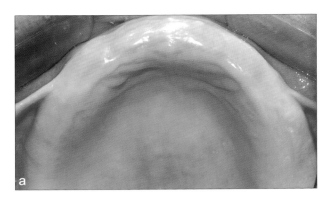

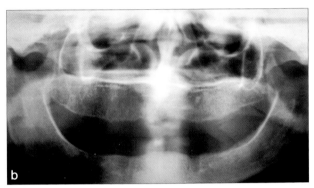

图5a，b 如果临床情况良好，支持临床所见的曲面体层放射线片对治疗计划已经足够

3.2 专科治疗计划

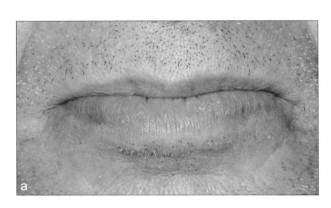

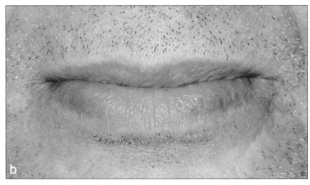

图6a，b　确认患者戴入可摘义齿后面部支持得到改善，增加了垂直距离，并改进了上颌前牙的倾斜度。矫正后显得口唇丰满

牙列缺失治疗计划的目的之一，其依据解剖条件决定是采用种植体支持的固定还是可摘修复体。由于某些患者偏好固定修复体，在进行治疗计划的早期决定固定修复是否可行是很重要的。如果在治疗计划的后期将固定修复换为可摘修复会让患者感到失望；再者，种植体的位置可能不理想，从修复的角度来说难以处理。应当考虑在种植体植入手术前进行重建来改善解剖条件和骨量的可能性。即使是在解剖条件不佳，但有意愿接受固定修复的患者，可预期的外科技术也可以为固定修复体创造理想条件。最后，用粉红色龈瓷进行人工软组织增量也是一种补偿固定修复时解剖条件不佳的一种方法。决定进行种植体支持的固定修复或可摘修复应先考量患者的临床和放射线检查结果。

面部和唇部支持：面部支持是评估牙列缺失患者的一项重要因素。牙列缺失患者通常戴用可摘义齿，问题是义齿是否对口外组织提供了足够的支持。在制作可摘义齿时使用的标准诊断程序可以解答这一问题（图6a，b）。

为评估口外软组织，要检查患者戴与不戴现有义齿时的正面观和侧面观（图7a～f）。

期望更多软组织支持的患者，治疗计划一般倾向于种植体支持的覆盖义齿，因为可以通过延伸覆盖义齿的基托提供支持。如果患者有固定修复的强烈愿望，应考虑种植体植入术前矫正和重建萎缩颌骨的治疗方案。

侧貌类型： 凹面型的患者适合进行补偿性面部支持。这类病例，种植体支持的覆盖义齿的颊侧基托对软组织支撑起重要作用（图7c～d）。相反，对凸面型的患者带有颊侧基托的覆盖义齿被视为禁忌，因为会对口周组织产生过大的张力。

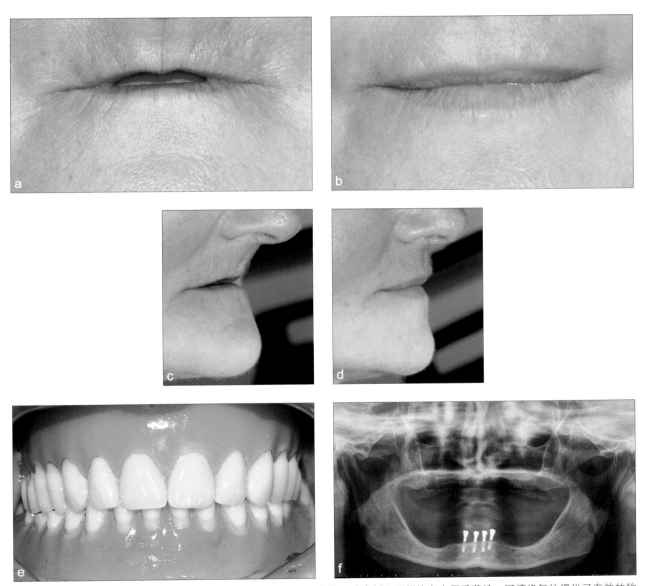

图7a～f 观察患者的正面观和侧面观以评估患者是否需要面部支持。该病例上下颌均存在严重萎缩，可摘修复体提供了有效的软组织支持。戴与不戴修复体时，侧貌有显著变化

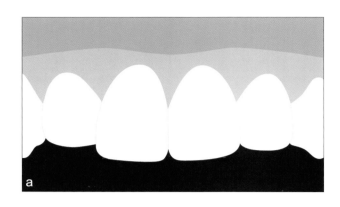

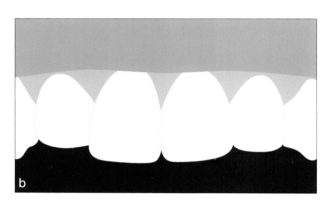

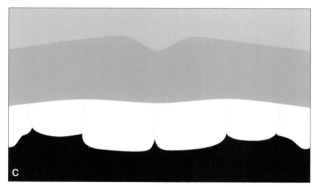

图8a～c　高位、中位和低位笑线

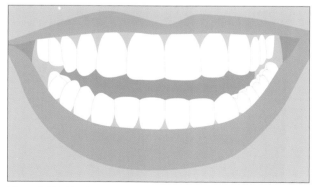

图9　大笑露出后牙

笑线：应在患者戴与不戴合适的可摘义齿时评估上颌牙列缺失患者的笑线（图8a～c）。笑线是由微笑时控制上唇运动的口周肌肉张力所决定的。基于牙和牙龈的暴露程度，Tjan等（1984）定义了笑线的3种类型：低位笑线，暴露的前牙不超过75%；中位笑线，暴露的前牙为75%～100%以及牙间乳头；高位笑线，暴露整个前牙，以及周围牙龈不同程度的暴露。高位笑线女性较男性更为常见（比率2：1）。

高位笑线和牙槽嵴严重吸收的患者，广泛应用种植体支持的覆盖义齿，颊侧基托的延伸可以避免与前牙过长相关的美学并发症。如果患者宁愿采用固定修复体，可以考虑用粉红色龈瓷或复合树脂进行局部软组织替代的复合式固定修复体（hybrid fixed rehabilitation）。

如果在没有戴入义齿时评估笑线，微笑时有牙槽嵴暴露必定视为高美学风险，因为覆盖义齿的颊侧基托会增加美学风险。另一方面，如果计划进行固定修复，种植体植入前手术降低牙槽嵴高度可以有效避免义龈和黏膜边缘之间过渡线的暴露。

水平向牙齿的暴露（图9）：微笑时水平向牙齿暴露（horizontal tooth display）量是决定固定或可摘修复的另一个关键性诊断因素。Dong等（1999）的文献综述中描述有57%的样本存在微笑时水平向牙齿暴露至第二前磨牙（水平向10颗牙暴露），20%至第一磨牙（水平向12颗牙暴露）。如果牙暴露限于6～10颗牙，那么包含短远中悬臂的固定修复体往往能获得满意的效果。如果暴露12～14颗牙，只有在更靠后的位置可能植入种植体（需要或不需要进行骨增量）时考虑固定修复，为修复体提供充分的远端支持；种植体位于上颌前部时，可摘修复体为正确的治疗方案。

上唇长度： 上唇的长度（自鼻底至人中）是制订治疗计划的另一个诊断工具（图10）。

一般而言，上唇较短（16～20mm）的患者微笑时广泛暴露上颌前牙，而唇长度（21～25mm）适中或唇较长（26～30mm）的患者上颌前牙暴露较少，通常所需的软组织支持较少（Vig和Brundo，1978）。唇长度较短通常是可摘修复体的相对适应证，因为暴露更多的是粉红色的丙烯酸义龈。

颌位关系评估——殆架模型上的诊断蜡型： 牙缺失后骨吸收的外形改变，源自牙槽嵴三维方向上的骨萎缩，不仅引起骨内种植体的骨量不足，而且导致不利的垂直向、前后向和横向的颌位关系(Cawood和Howell，1988；Chiapasco等，2008)。

在总义齿，通常将切牙靠向牙槽嵴前部排列来代偿这种现象，以维持中性关系。

为了评估固定修复体或覆盖义齿的可行性和对骨增量手术的潜在需要，必须对外形条件和骨吸收带来的变化进行详细的评估。因此，必须评价理想的临床牙冠位置和骨之间的关系。这可以依据总义齿的美学和发音原则，应用诊断性试排牙进行评估。该模板与总义齿的蜡型相同，有正确的垂直距离，但没有颊侧基托，评估是否为周围面部软组织提供了合适的支持。正确的试排牙能显示颌间距离、安氏分类、为提供唇部支持所需的义齿唇侧延伸量，以及前牙与可能植入的种植体的相对位置。为确定义齿前牙的排列是否正确，要进行语音测试(Zitzmann和Marinello，1999)。

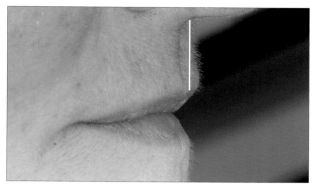

图10　上唇长度的测量方法是自鼻底至人中

　　一旦决定了牙冠长度、角度和形态，就进行牙冠颈部至剩余牙槽嵴之间距离的评估。理想的固定修复体试排牙，临床牙冠应当在牙槽嵴的软组织水平穿龈（图11a～d）。

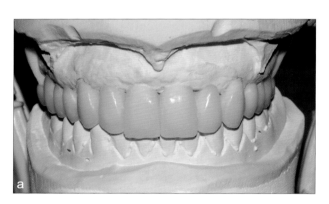
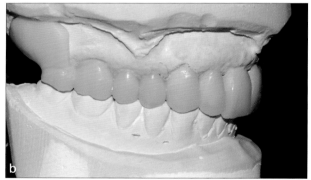
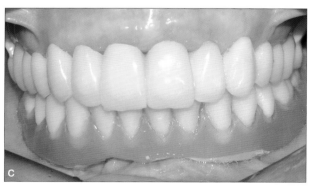
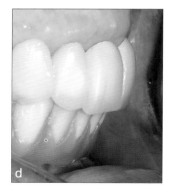

图11a～d　诊断性试排牙显示固定修复体的理想状态。牙冠长度正常，似乎是从缺牙区牙槽嵴自然穿龈

相反，如果患者牙槽嵴高度萎缩，蜡型将显示在人工牙的理想排列位置和剩余牙槽嵴之间，存在相应的垂直向和水平向间隙。对此类病例，覆盖义齿是一个更好的治疗选项，用义龈补偿水平向和垂直向的"黑洞（black holes）"（图12和图13a~c）。

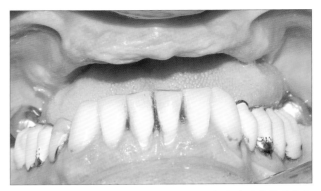

图12　该病例在萎缩的上颌和对颌牙弓之间存在显著的垂直向和水平向差异

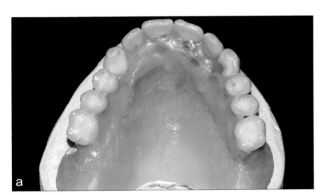

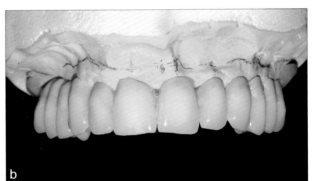

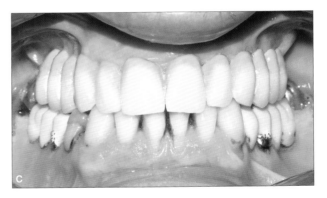

图13a~c　基于正确的颌位关系的试排牙，并且在患者口内验证（与图12为同一病例）。试排牙显示上颌与对颌牙弓之间存在垂直向和水平向差异

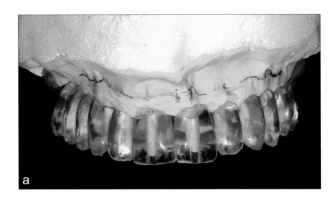

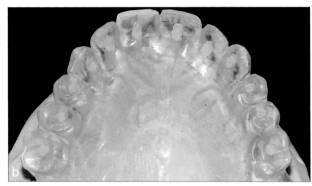

图14a，b　基于试排牙制作的带有放射线阻射标记的诊断性模板，在每个牙单位中央有2mm的洞，用牙胶填满（与图12和图13a～c为同一病例）

试排牙也能作为放射线诊断模板的基础，重现理想的牙冠位置与三维关系（图14a，b）。因此，应该置入放射线阻射标志或硫酸钡牙，辨别预期的牙冠位置与种植体轴向，并探查可用骨量。

在下颌修复病例，建议下颌前牙切缘位置直接设计在杆或种植体基台上方。按照预计的修复体试排牙有助于在模型上直观显示修复治疗计划。种植治疗必须基于修复目的，所以试排牙也是外科导板的基础。

辅助性放射线片：也建议拍摄侧位放射线头影测量片（图15）。侧位放射线头影测量片能确定垂直向，尤其是矢状面上的颌位关系。这对牙列缺失的患者极其重要，因为不利的颌位关系（如萎缩引起的上颌后缩）可能会影响到修复效果。这种放射线检查也可以帮助确定口腔种植是否有足够的可用骨量。此外，对矢状面方向颌位关系的正确评估，可以决定选择种植体支持的固定或可摘修复体。后者能够补偿较大的颌位差异，而前者的补偿能力较低。侧位放射线头影测量片还能提供以下信息：①下颌内部矢状面的影像，尤其在颏部正中联合（颏孔间）区域；②骨质；③下颌颏孔近中的唇舌向骨厚度；④下颌颏孔间区域的骨倾斜度和高度；⑤下颌前牙区可能存在的凹陷。

在下颌，植入种植体所需的垂直向最小骨高度尚有争议。某些医生认为短种植体（6mm）通过双皮质骨锚固在骨中是一种好的治疗方案（Stellingsma等，2004）。其他学者则提倡种植体植入前进行骨增量。

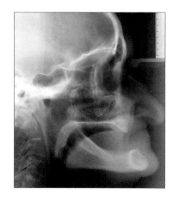

图15　侧位放射线头影测量片，为矢状面上的颌位关系提供有价值的诊断信息。该病例，如果在上颌设计种植体支持的修复体，前后向颌位差异只能用上颌覆盖义齿来补偿，或在正颌与重建手术之后植入种植体

计算机体层摄影：假如计划植入多颗种植体，或者不清楚牙槽嵴的解剖状态，或者损伤下牙槽神经或上颌窦的风险高，计算机体层摄影是很有帮助的。当计划进行固定修复、种植体植入位置为颏孔远中或邻近上颌窦时，基于CT分析制作外科导板，使治疗计划变得更加准确。

CT扫描时，通常戴有置入放射线阻射标记的诊断模板，以获得更多信息，来确定修复体和骨之间的确切关系。

阻射标记位于每个牙单位的中央（牙弓一般延伸到第一磨牙），指示理想的修复体轴向。当计划种植前牙时，与螺丝固位的单颗种植修复体相比，放射线阻射标记穿龈方向应稍偏腭侧，与舌隆突一致。后牙区的标记应位于相当于牙齿中央窝位置、长轴略微舌向倾斜，旨在重现缺失牙原有轴向。

因此，CT扫描：①可以了解临床牙冠与牙槽嵴顶的垂直向和水平向关系；②可以提供骨密度的精确信息，有助于选择正确的负荷方案（见第5章）；③可以评价软组织厚度。

CT扫描可能发现3种情况：

（1）修复体引导的种植体位置与牙槽嵴的剖面轮廓之间处于理想的关系。这个试排牙可以被理解为最终修复体，并依据阻射标记确定种植体轴向。在这种理想的临床情况下，不需要骨增量技术，无须改变种植体轴向以代偿牙槽嵴的萎缩。CT扫描测量可以选择最佳种植位点以及正确的种植体直径和长度（图16a～c和图17）。

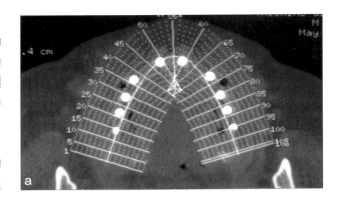

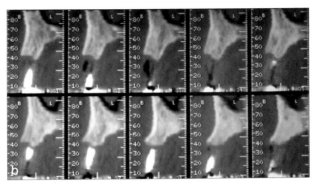

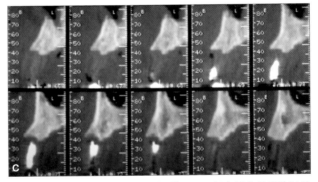

图16a～c 上颌牙列缺失的CT扫描，显示极少量的骨吸收以及按照设计的修复体轴向植入种植体的理想条件。CT扫描能评价骨密度，并有助于选择种植体直径和长度

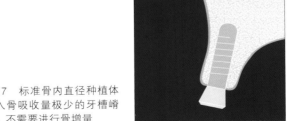

图17 标准骨内直径种植体植入骨吸收量极少的牙槽嵴内，不需要进行骨增量

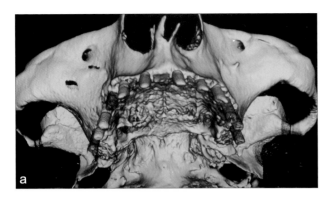

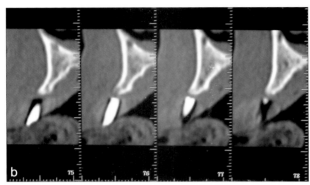

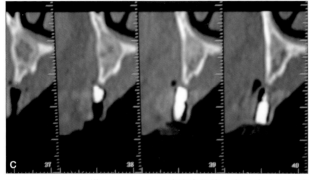

图18a～c　CT扫描显示可以由细种植体代偿一定程度的牙槽嵴萎缩，并进行同期骨增量（与图12和图13a～c为同一个病例）

（2）修复体引导的种植体位置与牙槽嵴的剖面轮廓之间存在轻度差异。可以计划植入种植体，但必须补偿一定程度的牙槽嵴萎缩（图18a～c）。

可能的解决方案包括：

- 种植体支持的可摘修复体，用树脂基托弥补现有的缺陷。
- 同期骨增量，纠正按照正确的、以修复为导向的种植体植入造成的种植体周围开窗式或裂开式骨缺损。
- 使用直径/长度减小的种植体（图19）。
- 按照可用的剩余骨量植入种植体。

在最后一种情况，如果计划采用固定修复体，可以适当调整种植体位置和轴向，种植体在颊舌向或近远中向略有倾斜，并使用角度基台。

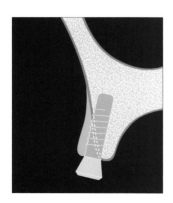

图19　细直径种植体植入水平向增量的牙槽嵴中

（3）修复体引导的种植体位置与牙槽嵴的剖
　　面轮廓之间存在严重差异。这是颌骨严
　　重萎缩的典型的放射线所见：刃状牙槽
　　嵴、下颌管和颏孔位置表浅以及上颌窦
　　气化合并上颌骨垂直向吸收等，种植体
　　植入前必须进行骨增量（图20a～c）。

　　假如已经确立了种植计划，CT扫描也有利于
做出精确的外科计划，包括选择种植体形状（柱状
或锥状）、直径，以及骨萎缩病例确定水平向或垂
直向骨增量的范围和类型（图21）。

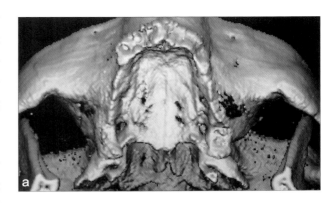

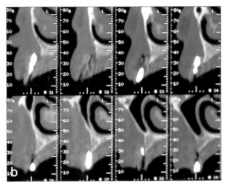

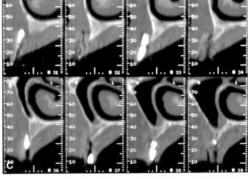

图20a～c　严重骨萎缩的上颌牙列缺失的CT扫描。该病例，先期外科重建手术、二期种植体植入是唯一的治疗方案

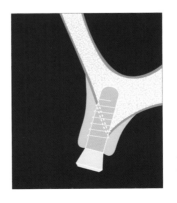

图21　标准直径种植体植入水平向和垂直向骨增量的牙槽嵴内

3.3　建议的种植修复设计

　　治疗计划主要基于解剖条件、患者要求以及各种治疗方案的费用考量。依据解剖条件的不同分为3类：

　　I 类：不存在严重的骨萎缩，解剖条件适合固定修复体。可以选择各种治疗方案，而选择固定或可摘修复体取决于患者的期望和费用预算（图22a～d）。

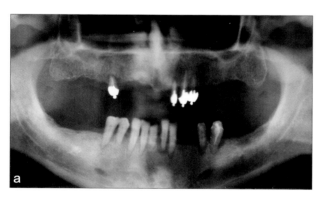
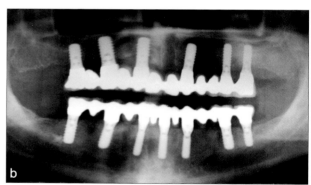
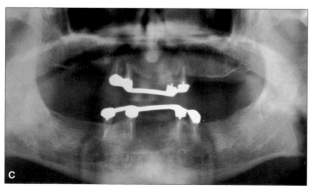
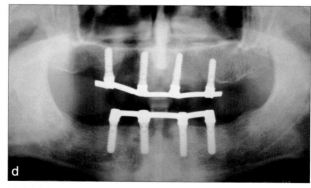

图22a～d　曲面体层放射线片分别显示初诊和治疗之后的情况。两个病例放射线片都显示上颌与下颌均为I类，治疗计划主要取决于患者的意愿

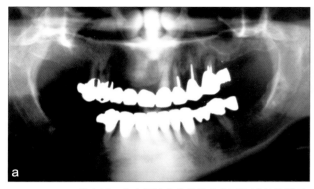
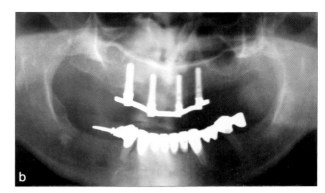

图23a，b　Ⅱ类病例，患者拒绝在萎缩的上颌后部进行骨增量，种植体支持的覆盖义齿为最佳治疗方案

　　假如没有任何骨萎缩，并且治疗方案选择了种植体支持的覆盖义齿，个别病例在外科阶段可能要去除一定骨量为可摘修复体创造更大的颌间距离。

　　Ⅱ类：如果有中度垂直向或水平向骨萎缩，建议如下3种主要治疗方案：

· 种植体支持的覆盖义齿可以补偿不同程度的骨萎缩（图23a，b）。

　　治疗费用通常低于固定修复体；对口腔卫生维护的要求较低。

· 复合式固定修复体，包括用粉红色龈瓷或树脂补偿骨萎缩，或用牙冠较长的固定修复体（图24a～c）。这两种方法都将不可避免地损害美学效果。
· 如果骨萎缩主要发生在牙列缺失的后牙区，可选择向远中倾斜的种植体支持修复体。

　　某些病例，种植体植入前的外科治疗，为实现种植体支持的固定修复体创造理想条件，将病例由Ⅱ类转变为Ⅰ类（不存在明显骨萎缩）。

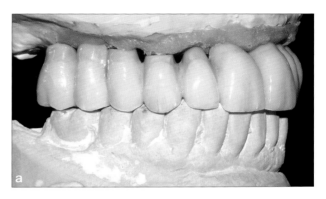
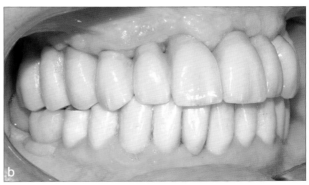
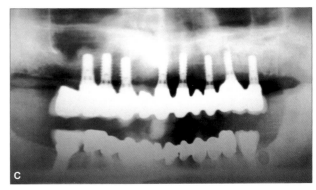

图24a～c　牙冠较长的固定修复体，当存在一定程度的垂直向骨萎缩时，为一种可接受的妥协方案

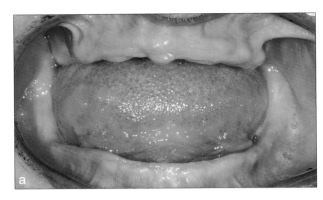

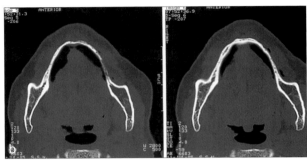

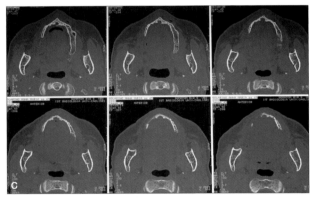

图25a～i 当存在严重骨萎缩（Ⅲ类）时，种植体植入前必须先行骨增量

Ⅲ类： 严重骨萎缩的病例，种植体植入前的外科治疗是唯一选项。最终修复体类型（固定或可摘）的选择将取决于种植体植入前外科治疗对骨萎缩的修复程度（部分或全部）。

图25a～i所示病例，上颌和下颌极度萎缩，通过髂嵴和颅顶取骨外置法骨移植进行骨增量。骨增量和种植体植入获得成功之后，可以用复合式固定修复体修复下颌，种植体支持的覆盖义齿（研磨杆）修复上颌。决定用覆盖义齿修复上颌主要是由于患者的美学要求。尽管进行了骨重建，但不可能将上颌的解剖类型由Ⅲ类完全转换为Ⅰ类，需要覆盖义齿的颊侧基托为口周软组织提供足够的支持，并获得义齿与周围粉红色义龈之间的理想关系。

如果在口腔以外其他部位取骨，进行较大的重建外科手术，应当考虑需要一个包括颌面外科医生在内的治疗小组。

最终的治疗方案只能在告知患者所有可能的治疗方案之后才能确定，包括各种治疗方案的优缺点。尤其是当周密的治疗方案由治疗小组实施时，所有成员必须清楚期望他们做什么、介入的时机以及哪位成员管理整个治疗过程。患者必须被告知整个治疗计划的所有治疗步骤，每个步骤之间必须要等待的间隔时间，临时修复体能行使功能的时间有多长，以及何时能戴用最终修复体。

负责整个治疗过程的治疗小组成员，也是在治疗过程中患者存有疑问时能够进行对话与交流者。当然，必须告知患者的治疗费用。患者应签署包含已经被告知的各方面相关内容的手术同意书。

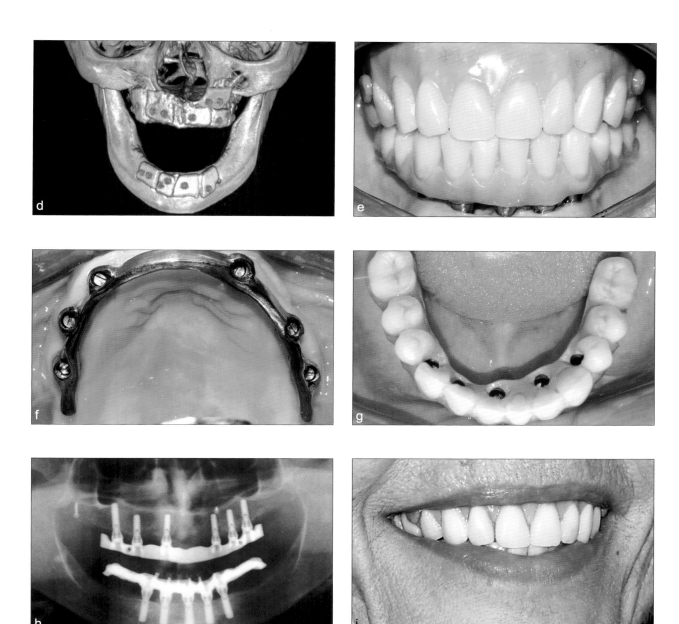

图25a ~ i续

4 牙列缺失的治疗方案

P. Casentini, D. Wismeijer, M. Chiapasco

4.1 下颌牙列缺失：种植体固位的覆盖义齿

覆盖义齿依靠连接于种植体的上部结构获得支持和固位。覆盖义齿的特点是由上部结构的类型所决定的，分类为组织支持、组织/种植体支持、种植体支持为主的覆盖义齿（van Waas等，1991）。

组织支持的覆盖义齿，可选择磁附着体、球附着体、自固位附着体和圆锥形套筒冠附着体等机械固位形式。覆盖义齿依靠黏膜组织支持，附着体仅在义齿侧向和离心移动时确保固位作用。

组织/种植体支持的覆盖义齿，依靠将2颗种植体连为一体的杆获得固位，而杆焊接于金基底、金基底则螺丝固位于种植体上。在后部承托区，覆盖义齿依靠黏膜组织支持，在前部则依靠夹板相连的种植体支持。以杆为轴，义齿可以转动，在侧向和向心移动时确保固位作用。在义齿向心移动时，在前牙区种植体承担了黏膜所承担的义齿负荷，而在后牙区义齿承托区的黏膜承担义齿负荷。

种植体支持的覆盖义齿，主要依靠连接于种植体的上部结构获得支持。上部结构至少要连接到4颗种植体上，并连为一体。在咀嚼功能运动中，义齿承托区的黏膜几乎不承担义齿负荷。

关于种植体支持的固定修复体的临床报告，主要集中于种植体的成功率而不是患者的满意度，并且文献中种植体的成功率普遍很高（Noack等，1999；Schwart-Arad等，2005）。

下颌牙列缺失患者，采用传统义齿修复存在许多问题，例如咀嚼时缺乏固位力、发音、美学和自信等诸多问题。种植体支持的固定修复体或种植体支持的覆盖义齿提高了患者的满意度。

长期的随机临床试验证实，下颌牙列缺失患者对种植体支持的覆盖义齿的满意度高于传统义齿（Meijer等，2003）。支持覆盖义齿的种植体，10年成功率>93%。

进一步的研究结果显示，一段式和二段式种植体植入技术获得了同样高的成功率（Heydenrijk等，2002）。这就意味着一段式植入技术更受患者的喜爱，不再需要第二次外科程序。研究显示，多数情况下2颗种植体就能为覆盖义齿提供足够的稳定性，而传统义齿则难以达到（Timmermann等，2004）。2002年的McGill共识研讨会上提出"目前的证据证明，传统义齿不再是下颌牙列缺失修复最恰当的首选方案，而种植体支持的覆盖义齿作为第一选择已经获得了充分的证实（Feine等，2002）"。2009年的York共识研讨会（Thomason等）提出了相同的结论。通常而言，磁附着体、圆锥形套筒冠附着体、杆附着体和球附着体的种植体成功率相同。然而，从长期的临床效果来看，杆卡附着体似乎可以获得更好的固位力并减少了对黏膜支持的需求（Stoker等，2007）。

外科导板

为了确保种植体植入理想位置，应当使用外科导板。如前所述，应由修复医生确定种植体植入的数目和位置，外科医生须严格遵循修复原则。外科导板详细展示了所选择的种植体位置，防止外科医生将种植体植入不正确的位置。下颌牙列缺失的外科导板是基于原有的功能性义齿，或者基于希架上正确颌位关系的新修复体蜡型。

支持下颌牙列缺失覆盖义齿的种植体，植入两侧颏孔之间，与中线等距，种植体之间距离应为15～20mm。通过2颗种植体的假想轴线必须与两侧颞下颌关节的假想连线相平行。

植入4颗种植体时，远端种植体必须植入到颏孔近中大约5mm的位置。其他种植体平均分布于剩余的空间，为修复医生设计3个杆的上部结构提供可能性。

理想状态下，种植体应当垂直于覆盖义齿的平面。在前部的种植体应位于切牙位点的下方，降低义齿在上部结构上摆动的风险。建议采用透明材料制作外科导板，在外科程序中可以观察到种植体的植入（图1）。

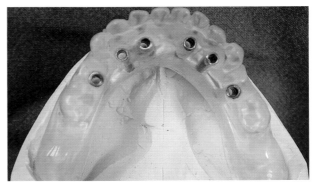

图1　下颌牙列缺失的外科导板

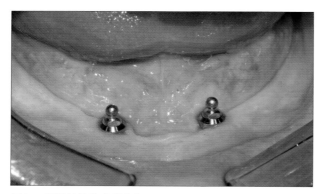

图2 2颗种植体的球附着体

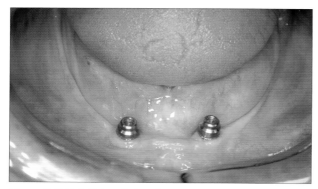

图3 2颗种植体的自固位附着体

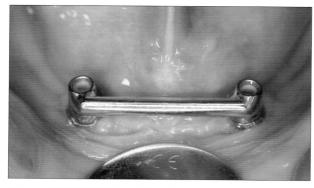

图4 杆未给舌系带预留足够的空间

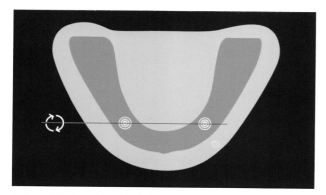

图5 2个独立的基台形成转动

4.1.1 2颗非夹板式相连的种植体，覆盖义齿

应由修复医生确定种植体数目、上部结构类型和种植位点。

当下颌骨高度至少为10mm、患者要求义齿有更高的稳定性和固位力时，2颗种植体的杆卡附着体就可以满足需求。

当患者的口腔卫生维护存在问题时，通常选择2颗种植体的球附着体、自固位附着体、磁附着体或圆锥形套筒冠附着体（图2和图3）。

这些类型的附着体适用于不能进行充分的口腔卫生自我维护和需要帮助维护的患者。当然，还有其他某些条件不适宜采用最佳的杆卡设计，包括以下两种情况：牙槽嵴垂直高度不足或者尖削的牙槽嵴导致杆的设计覆盖于舌系带，因而影响到舌的功能（图4）。

优点：有利于患者的口腔卫生和卫生维护，尤其是需要帮助进行口腔卫生维护者和老年患者，包括下颌骨重度吸收或种植体轴向存在问题的患者、颌间距离受限的病例、对技工室程序要求较低、高性价比。

限制：需要经常调节固位系统；有时义齿需要金属加强，避免折断；球附着体或自固位附着体的阴型互不平行可使固位力丧失；磁性附着体不能被重新激活，并且固位力有限。

多数依靠独立基台固位的附着体，允许附着体围绕基台有一定程度的旋转，提供了垂直向固位但侧向稳定性较差。连接独立基台的假想连线形成了义齿的旋转轴（图5），意味着在切牙区或磨牙区负荷时义齿可能发生旋转。患者通常主诉因下颌义齿在咀嚼时翘动而产生不适感。因此建议当植入2颗种植体单独依靠彼此独立的基台固位时，种植体尽可能远离颌骨中线位置，确保旋转轴的前向杠杆作用最小化。进一步建议直接在基台上方排列2颗下颌前牙，确保基台和附着体受到的是垂直向负荷，减少咀嚼运动时修复体翘动的风险。

4.1.2 2颗夹板式相连的种植体，覆盖义齿

2颗种植体用杆连为一体的负荷方案，通常将种植体植入尖牙或尖牙近中的位置。将种植体植入略向近中的位置上有许多优点，尤其是当医生想获得锥形牙弓设计和减少杆偏心放置的可能性。此外，杆应当直接位于下颌牙切缘下方（图6），可减少下颌义齿沿着基台之间所形成的支点旋转的倾向。如果种植体植入位置太偏远中，通过杆的直线可被视为下颌义齿的转动轴。某些医生选择非直线杆并且焊接于种植体的近中，在此不予以推荐，因为其存在杆折断的风险，并且给种植体施加了额外的杠杆力（图7）。

2颗种植体的杆卡，不建议应用圆杆，因为在圆杆上义齿易于旋转。多尔德（Dolder）卵圆形杆提供了更好的固位力，并降低了义齿转动的风险。建议将杆略成角度安放，使卡向后的旋转余地大于向前（图8）。

优点：覆盖义齿有更高的稳定性和固位力；固位系统不需要经常调节。

限制：不适合于V形下颌牙弓和剩余下颌牙槽嵴高度<10mm者；对患者的口腔卫生维护要求较高；义齿及中间结构需要较大的颌间距离；相对于选择独立的附着体，对临床和技工室程序要求较高。

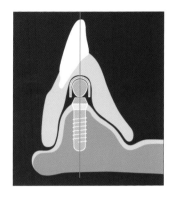

图6 旋转轴后部和前部的咬合负荷使覆盖义齿摆动和不稳

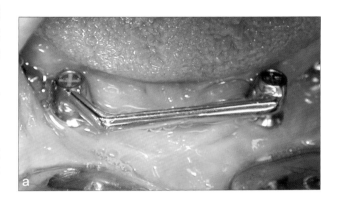

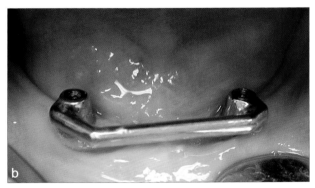

图7a，b 焊接于种植体近中的杆，在种植体上形成支点并易于折断

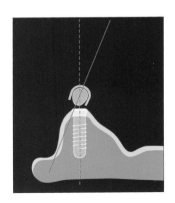

图8 多尔德杆向远中偏斜，减小卡的前向旋转。卡的前部起固位作用

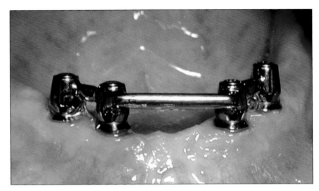

图9 尖圆形牙弓，由于缩短了种植体间距，为了增加固位力，选择4颗、而不是2颗夹板式相连的种植体

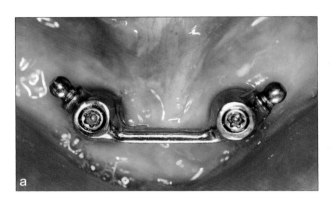

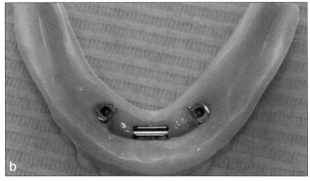

图10a，b 杆的长度不足时，多尔德杆远中的2个Roach球附着体提供了额外的固位力

4.1.3 4颗（或更多）夹板式相连的种植体，覆盖义齿

当牙槽嵴高度<10mm时，建议植入4种植体并采用杆卡式中间结构，因为植入较短的种植体时，骨-种植体界面面积相对较小。如果对颌为天然牙或部分天然牙列，需要植入4颗种植体并连为一体。对颌牙为天然牙列时，种植体存在过度负荷的风险。如果下颌为尖圆形牙弓，建议选择植入4颗种植体并连为一体，而不是2颗独立的种植体。这时，种植体植入时，2颗中间的种植体植入位置通常更加接近（图9），2颗远端的种植体直接靠近颏孔的近中。植入4颗种植体的其他指征包括：黏膜条件差；下颌骨的严重吸收，导致下牙槽神经游离，覆盖义齿负荷时引发疼痛。当颏孔间区植入4颗种植体时，在某些病例种植体之间的距离相对较近，杆长度相对较短，降低了覆盖义齿的卡固位力（Mericske-Stern等，2000）。某些医生选择将杆向远中延伸，但是有相关并发症的报道（Dunnen等，1998）。替代杆的延伸，在杆的远中焊接2个Roach球附着体，提供所需的额外固位力（图10）。

在下颌牙列缺失，几乎没有关于植入3颗种植体支持覆盖义齿的杆卡设计和植入5颗或更多颗种植体支持覆盖义齿的文献报道。

优点：种植体支持的覆盖义齿有较高稳定性和固位力；固位系统不需要经常调节；适合于V形牙弓、下颌骨剩余高度<10mm（植入4颗6～8mm长度种植体）和骨密度较低者；在重度吸收的下颌骨，避免压迫下牙槽神经；适用于唾液流量较差的患者。

限制：对患者口腔卫生维护要求较高；义齿和中间结构需要较大的颌间距离；临床和技工室程序要求较高；因为种植体植入位置靠近颏孔，损伤颏神经的外科风险较高；费用较高。

4.1.4 下颌牙列缺失的固定修复体

　　一些患者更愿意选择固定修复体，因为他们认为这种修复体更加舒适，期望固定修复体比覆盖义齿更接近于天然牙。由于患者不能摘下固定修复体，口腔卫生维护非常重要，而牙列缺失患者经常面临口腔卫生维护问题。固定修复体并非适合于所有的牙列缺失患者，因为他们无法保证口腔卫生达到理想水平。其他限制包括可用骨量、颌位关系和费用等。

　　只有在能够获得充分的唇部支持时，才考虑固定修复；只有将患者的上颌与下颌模型上架研究，才能获得正确的诊断和治疗方案；只有在𬌗架上，才能评估反𬌗、颌位关系和颌间距离等。因为修复医生要确定种植体数目、植入位点和种植体型号，因此分析研究模型至关重要。特别是下颌骨严重吸收、更倾向于固定修复体而不是覆盖义齿的患者，医生必须认真分析获得良好美学修复效果所需的固定修复体唇部支持量和唇侧延伸范围，并告知患者。Zitzmann等已经详细讨论了固定修复体的美学修复局限性（Zitzmann等，1999）。长期牙列缺失的患者，上颌和下颌的颊侧骨板更易于吸收。这样的病例，延伸义齿的颊侧基托，增加丰满度，为唇部提供更好的支持。但是，固定修复体并非总是能够在给予必需的组织支持的同时，满足必需的机械性和口腔卫生的要求（图11）。

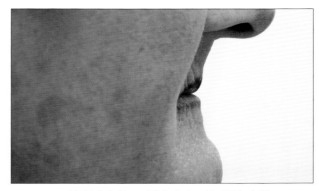

图11a　严重颌骨萎缩的牙列缺失患者，缺乏唇部支撑

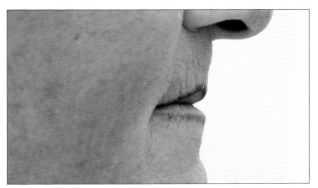

图11b　同一位患者，戴入额外加厚基托翼的义齿

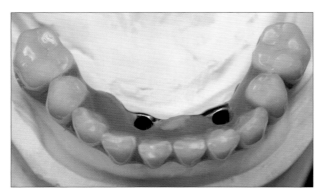

图12　5颗种植体支持的固定修复体，2颗为螺丝固位，其余3颗为粘接固位

种植体数目和位置

必须在殆架上研究模型，确保获得预期的美学效果。如果不能实现，优先选择种植体固位的覆盖义齿，而非固定修复体。许多患者认为金属支架和丙烯酸树脂人工牙构成的固定修复体，只不过是螺丝固位的"总义齿"，它并不像天然牙，但美学效果和总义齿相似。然而，由于骨吸收，固定修复体通常比天然牙有更大的体积，以建立良好的颌位关系和提供充分的唇部支撑。在殆架上研究模型时，这些问题清晰可见，可明确地告知患者所选择的固定修复体的局限性。向患者讲解这些局限性，研究模型是一个非常好的工具。应用修复计划制作外科导板，确定种植体精确的植入位点和轴向。CT或CBCT扫描有助于确定在合适位置上植入种植体时，是否有充足的骨量。

某些病例，例如颌间距离较短或为严重的安氏Ⅱ / Ⅲ类关系，存在固定修复体的螺丝孔处于不佳位置的风险。

某些病例，由于种植体植入角度问题，螺丝孔不得不位于磨牙/前磨牙颊尖、尖牙和切牙唇侧或切缘处，导致美学和功能性并发症。没有必要在所有的基台上螺丝固位修复体，可以进行螺丝和粘接复合固位（图12）。固定修复体可以用2个基台进行螺丝固位，其他基台选择粘接固位。取下固定修复体时，旋松两侧种植体上的螺丝，用垂直向力提松桥体。该修复方式设计简单、组成部件较少、加工费用低，也具有义齿螺丝孔少的优点。

固定修复体的设计也要有利于患者的口腔卫生维护能够达到理想的标准。修复医生必须向技师提供间隙刷，使其制作的固定修复体能够允许间隙刷通过，便于患者进行必要的口腔卫生维护。患者进行口腔卫生清洁时，不能损伤软组织、种植体和固定修复体。

4.1.5　4颗夹板式相连的种植体，固定修复体

下颌牙列缺失患者的固定修复体，种植体植入两侧颏孔间区时，至少需要4颗种植体。悬臂的长度取决于下颌牙弓形态、种植体间距、种植体长度以及种植体分布是近乎直线还是明显的曲线排列。

如果种植体几乎呈直线排列，由于悬臂长度受限，通常为患者提供短牙弓的固定修复体（图13a，b）。如果种植体呈曲线排列，修复的牙弓可以较长。建议悬臂的长度不超过前后种植体（AP）间距的1.5倍。种植体前后（AP）间距为最前方种植体中心点至两侧远端种植体后缘连线之间的垂直距离（图14）。如果患者不能接受短牙弓修复体，可选择覆盖义齿。

与对颌为上颌总义齿相比较，当对颌为天然牙时，殆力形成的悬臂负荷显著增加，悬臂的折断风险较高。因此，建议尽可能向远中植入种植体，支持固定修复体的整个长度，减小种植体过度负荷和修复体折断的风险。

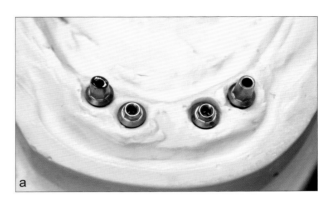

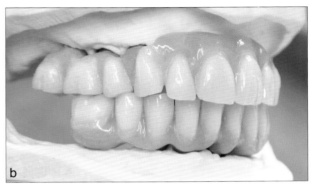

图13a，b　种植体接近直线排列，限制了悬臂桥的长度

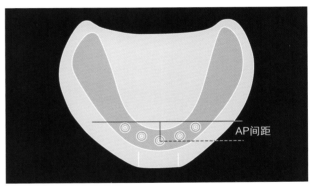

图14　AP间距

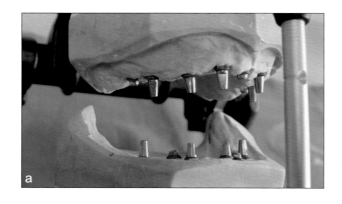

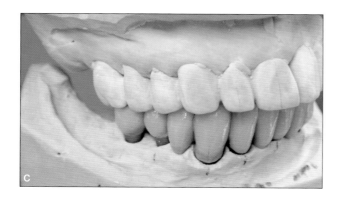

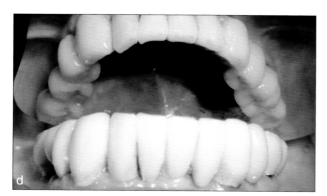

图15a～d　足够的种植体数目避免固定修复体的悬臂过长

4.1.6　4颗以上夹板式相连的种植体，固定修复体

悬臂太长时，建议4颗以上种植体支持固定修复体。当下颌后部的垂直向和水平向骨吸收较少时，也可以在颏孔的远中植入种植体，种植体数目不再受到颏孔间区可用骨量的限制，可以植入6～8颗或更多的种植体（图15a～d）。该方案适合于：上颌的修复体达到上颌后部；上颌第一、第二前磨牙和磨牙为天然牙；严重的安氏Ⅱ/Ⅲ类𬌗关系。

优点： 对患者更大的心理安慰；在严重吸收的下颌骨，避免种植体压迫下牙槽神经；适合唾液流量较差的患者。

限制： 对患者口腔卫生要求更高；对机械并发症处理的要求更高；需要更高的外科精度；临床和技工室程序要求更高；因为种植体邻近颏孔，增加了损伤颏神经的外科风险；费用较高；悬臂延伸受限。

4.2　上颌牙列缺失

上颌牙列缺失，可选择多种治疗方案。但是，在种植体分布和数目方面存在多种限制，原因是牙列缺失的上颌的骨密度和骨量通常不甚理想。

4.2.1　2颗非夹板式或夹板式相连的种植体，覆盖义齿

由于不利的骨量和骨密度，在上颌前部植入2颗种植体固位的覆盖义齿是冒险的治疗方案（Weng和Richter，2007）。已有文献报道上部及中间结构的折断。几乎没有研究报道支持这种治疗方案。因此，对长期可靠的可摘义齿而言，至少为4颗种植体。

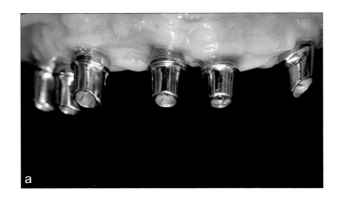

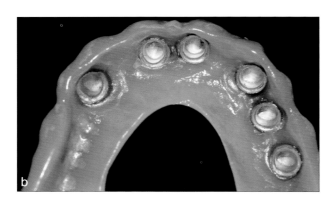

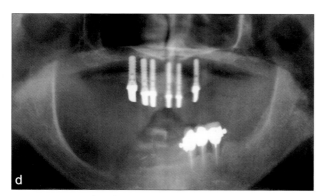

图16a～d 6颗种植体支持的套筒冠固位上颌覆盖义齿

4.2.2 4～6颗非夹板式相连的种植体，覆盖义齿

上颌4～6颗非夹板式相连的种植体支持覆盖义齿，尽管文献中的支持率较低，但仍不失为一种治疗选项。种植体非夹板式相连的指征与种植体植入位置和分布相关。例如，不利的空间位置（种植体之间过近或过远）或角度。如果采用圆锥形套筒冠，不应该只在上颌前部植入种植体。否则，这种坚固连接的覆盖义齿的远端鞍基，其作用类似于固定修复体的悬臂，可能使支持的种植体过度负荷（图16a～d）。

限制： 易于口腔卫生维护；适用于颌间距离不足的病例。

缺点： 如果套筒冠的分布不合理，种植体过度负荷；缺乏科学证实；技工室程序要求高；费用高。

4.2.3 4～6颗夹板式相连的种植体，覆盖义齿

上颌前部植入4颗分布良好、夹板式相连的种植体（最小的直径和长度分别为4.1mm和8mm），通常代表了种植体支持的覆盖义齿的最少数目。在牙列缺失的上颌前部、双侧第一前磨牙之间植入种植体，通常可以避免上颌窦底提升程序，减少患者的并发症和治疗费用。因为种植体早期负荷在这些条件下被认为是可预期的（见第5章），所以该治疗方案的治疗周期通常较短。如果计划采用多尔德杆作为最终的上部结构，种植体的分布应当允许杆有足够的长度、种植体间距必须充分。如果剩余牙槽嵴的解剖条件限制了种植体的直径和长度，应该考虑种植体数目从4颗增加到6颗的治疗方案。通常认为6颗以上的种植体支持上颌覆盖义齿，是非常理想的治疗方案（图17a～e）。

优点：种植体支持的覆盖义齿具备较高的稳定性和固位力；颊侧基托的延伸获得了额外的唇部支持；易于解决发音问题；也适合于骨密度较低的患者；适用于唾液流量差的患者。

限制：对患者口腔卫生维护的要求较高；义齿和中间结构需要较大的颌间距离；临床和技工室程序要求较高；费用较高。

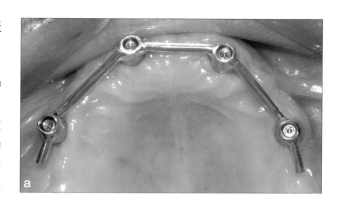
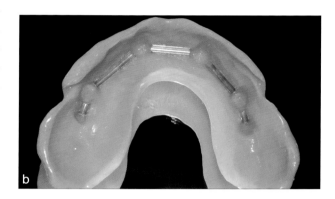
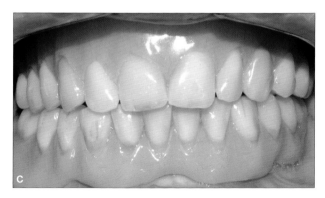
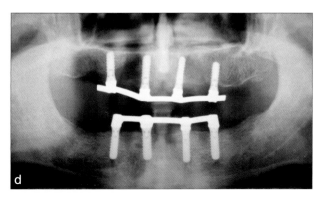
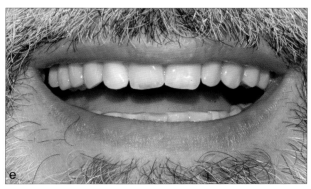

图17a～e 多尔德杆将4颗种植体夹板式连为一体，固位上颌覆盖义齿。下颌为相似的治疗方案

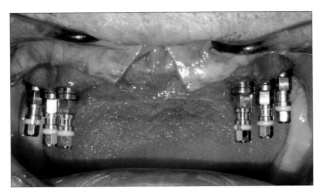

图18 种植体平行、间距充足，便于之后的修复程序

4.2.4 4～6颗夹板式相连的种植体，固定修复体

6颗分布良好的种植体，足以支持上颌固定修复体。几乎没有科学依据阐述支持上颌固定修复体的种植体的最少数目、直径、长度和理想位置。

种植体型号与分布

如果植入6颗种植体，首选常规尺寸的种植体。如果选用短种植体（6mm）和细种植体（3.3mm），应当在治疗计划中增加种植体数目，特别是对颌牙列中有天然牙或固定修复体。在侧切牙位点，为了获得良好的穿龈轮廓，可以选择窄修复平台的种植体（窄颈种植体）。

通常建议将修复体延伸到第一磨牙区。但是就咀嚼功能和美学而言，只延伸到第二前磨牙区也已足够（短牙弓修复理念）。该方案为AP间距受限时的临床指征（图14）。

理想情况下，远端种植体尽可能向远中植入以缩短悬臂长度。通常而言，尽可能平行植入种植体，以简化修复程序（图18）。

为了口腔卫生维护，应当维持充足的种植体间距。只要遵照种植体沿上颌骨弓分散分布这一基本原则，就可接受种植体的不同位置分布（图19～图23）。

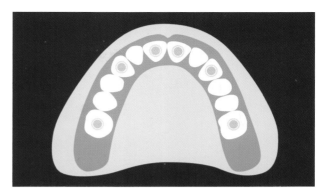

图19　夹板式相连的种植体位于双侧中切牙、尖牙和第一磨牙位点

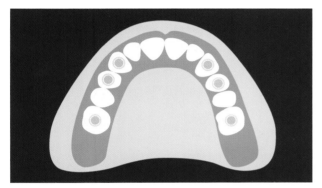

图20　夹板式相连的种植体位于双侧尖牙、第一前磨牙和第一磨牙位点

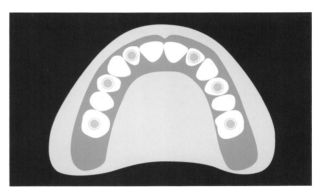

图21　夹板式相连的种植体位于双侧侧切牙、第一前磨牙和第一磨牙位点

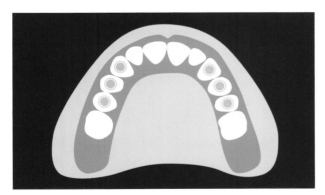

图22　夹板式相连的种植体位于双侧尖牙、第一和第二前磨牙位点，有或没有悬

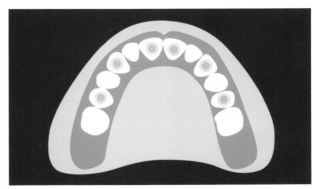

图23　夹板式相连的种植体位于双侧中切牙、尖牙和第二前磨牙位点，有或没有悬臂

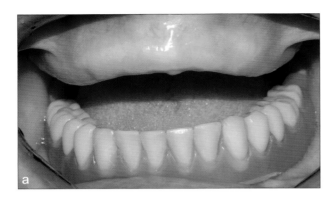

传统的金属烤瓷基底或复合式基底（多伦多基
底）

　　主要依据牙弓之间的关系和骨吸收程度选
择基底类型。如果剩余骨量充足并且颌位关系有
利，可选择传统的金属烤瓷制作固定修复体（图
24a～g）。

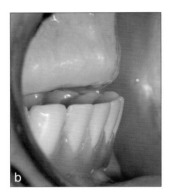

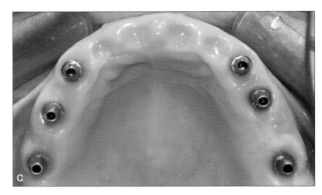

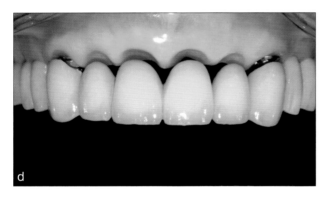

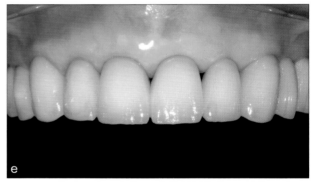

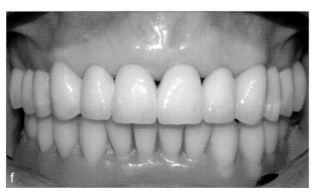

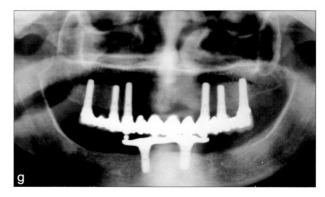

图24a～g　有利的牙弓之间的关系，6颗分布良好的种植体足
以支持上颌固定修复体

如果存在大量的骨吸收，并且不采取重建外科方案，修复体的最终设计通常要在一定程度上模拟恢复丧失的软组织和硬组织，有助于避免美学区临床冠过长和改善对口周的软组织支持。此类病例，首选带有粉红色龈瓷或树脂的复合式基底（图25a～e）。就口腔卫生维护而言，要求患者较高的依从性。此外，上部结构只能采取螺丝固位。

如果不是金属烤瓷基底，出现机械问题时易于处理。

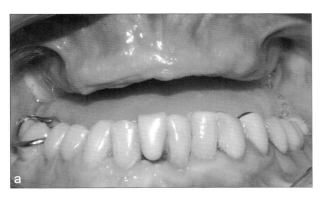
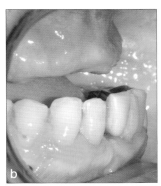
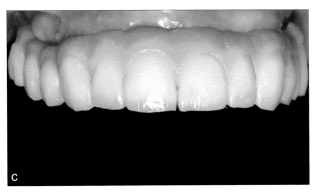
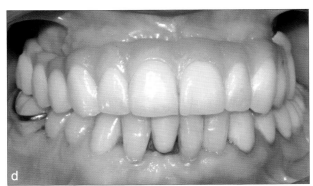
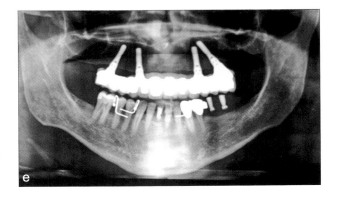

图25a～e　如果牙列缺失的上颌存在一定程度的萎缩，并且不进行重建外科矫正时，带有粉红色龈瓷的多伦多基底是修复上颌牙列缺失的有效方案

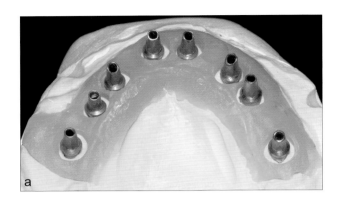

分段式或一体式基底

通常，分段式最终修复体便于调整或修理、简化了技工室程序、易于获得被动就位。可是另一方面，分段式修复体并不适合所有病例，取决于种植体的分布（图26a～e）。

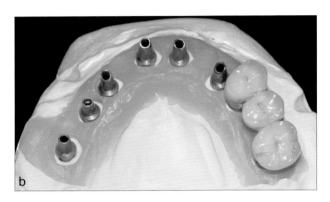

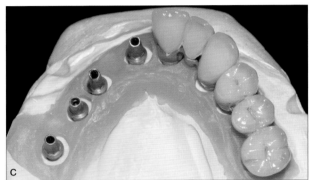

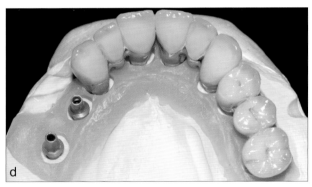

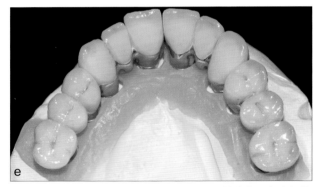

图26a～e　如果种植体植入到上颌双侧中切牙、尖牙、第一前磨牙和第一磨牙位点上，可将修复体分段为4个三单位的固定修复体

某些因素，例如种植体分布、短种植体、远中
悬臂或最终修复体需要龈瓷等，为整体式固定修复
体的临床指征。对该类病例，现在能够采用CAD/
CAM技术简化技工室程序，并且更易于获得被动
就位（图27a～f）。

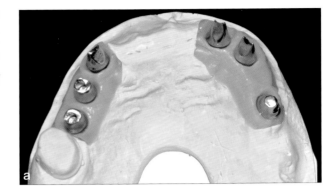

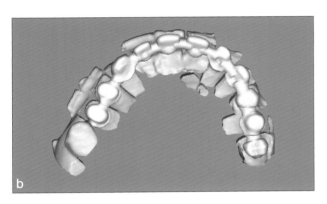

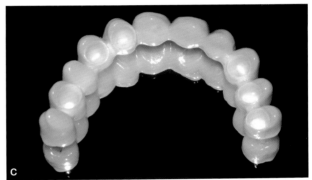

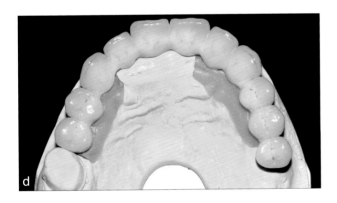

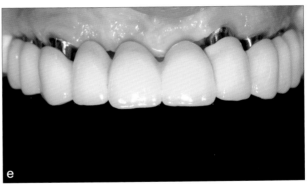

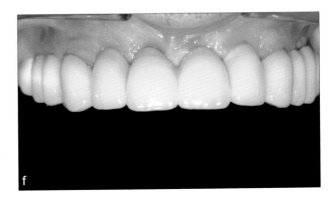

图27a～f　对复杂修复体，CAD/CAM技术简化种植体基台和基
底制作。本病例，设计十一单位的二氧化锆烤瓷桥修复上颌牙
列缺失

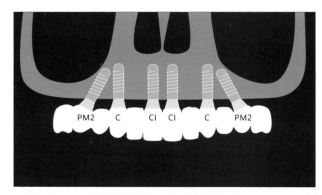

图28　6颗种植体支持的上颌固定修复体的示意图，其中后牙区为2颗倾斜种植体

倾斜种植体

某些病例，可选择将远端的种植体倾斜植入，支持上颌固定修复体的修复方案。远中倾斜的种植体减少了悬臂长度，并为修复体提供了额外的远中支持。种植体的远中向倾斜，也允许植入足够长度的种植体（Capelli等，2007；Testori等，2008。图28）。

本病例（图29a～d），解剖学限制影响了种植体的植入位置。仅在上颌前部存在可用剩余牙槽嵴，患者不希望更加复杂的外科手术。远中倾斜的种植体为延伸到第二前磨牙的固定修复体提供了充分的支撑。在下颌，由于种植体分布合理，可以应用分段式修复体。

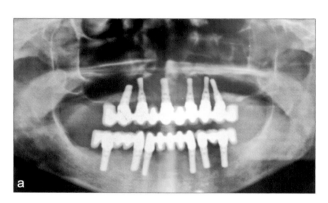

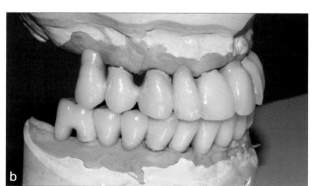

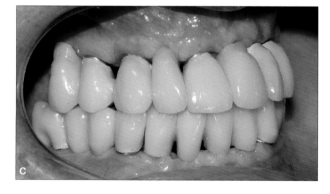

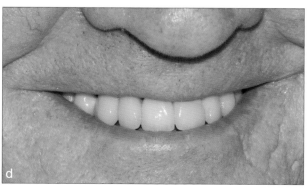

图29a～d　远中向倾斜的种植体提高了修复体远中承力区的支持力

仅用4颗种植体支持上颌固定修复体（通常为复合式螺丝固位的多伦多修复体），只有一种观点得到部分科学证据的支持，即远端的2颗种植体向远中倾斜（图30和图31a~c）（Malo等，2005；Tealdo等，2008）。

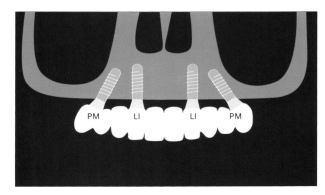

图30　4颗种植体支持上颌固定修复体的示意图，后牙区为2颗倾斜种植体

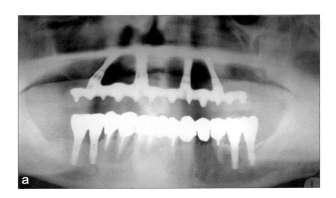

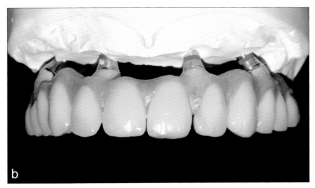

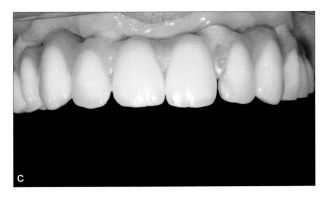

图31a~c　4颗种植体支持十二单位固定桥。远端种植体倾斜植入，种植体较长（14 mm）

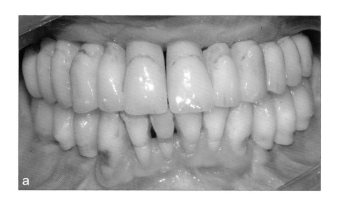

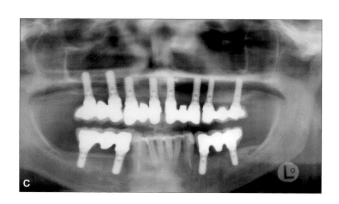

4.2.5 6颗以上分段的夹板式相连种植体，固定修复体

如果没有解剖学限制，可以在中切牙、尖牙、第一前磨牙和第一磨牙位点植入8颗种植体，固定修复体分段为4个三单位固定修复体。由此，可以简化技工室程序，易于获得被动就位，便于出现问题时进行处理和修复体的修理（图32a～d）。

如果决定植入8颗而不是6颗种植体，是基于植入了细种植体（3.3mm）或短种植体（6mm），应该更加谨慎地将更多的种植体连为一体，使修复体为一个整体或分为两段。

优点（全上颌固定修复）：修复体最大的稳定性；有利于患者的心理满足；植入6～8颗种植体能够分段式修复；适用于唾液流量差的患者。

限制（全上颌固定修复）：更加难于获得充分的唇部支持；对患者卫生维护的要求更高；临床和技工室程序要求更高；更加难于解决发音问题；费用较高。

致谢

修复程序
图24a～g:
Eugenio Romeo − Milan, Italy
Marco Ghisolfi − Milan, Italy
图25a～e:
Angelo Giampaolo − Milan, Italy
图29a～d:
Martin Tschurtschenthaler − Bruneck, Italy
图31a～c:
Nicolo Gruden − Giussano, Italy

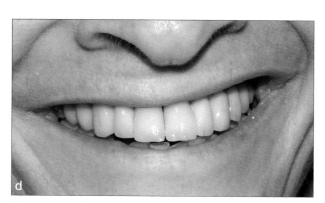

图32a～d 修复体分为4段，每段由2颗种植体支持

5 选择正确负荷方案的指导原则

G. O. Gallucci

5.1 牙列缺失的种植负荷方案

通常认为3~6个月的愈合期，对牙种植体获得可预期的骨结合不可或缺。但是，改良的外科和负荷方案也取得了可预期的结果。本章将讨论牙列缺失种植/修复时，与选择正确负荷方案相关的临床指导原则。

上颌和下颌牙列缺失的可摘或固定修复治疗方案在种植体数目、策略性分布、过渡修复体和最终修复体设计等方面有多种选择。这些临床考量极其重要，在理想状态下，并不只是适合于某一特定的负荷方案。所有的负荷方案都只是治疗系列中的一个步骤，实施负荷方案时不应当改变预计的最终种植/修复设计。

对牙列缺失的改良负荷方案，已经确定有多种因素可以影响其获得成功的骨结合。这些因素包括：患者的健康状况，口腔的状态，殆、口腔功能/副功能，拟种植位点的特征，种植体的尺寸和形状，种植体材料和表面特征，种植体在牙弓中的分布，种植体的植入时机、方法和初始稳定性，负荷方案和长期维护等。

如第2章所述，以下为国际口腔种植学会（ITI）第四次共识研讨会就牙列缺失负荷方案所达成的共识：

• 常规负荷：种植体植入后，不戴入种植体修复体，允许超过2个月的愈合期。
• 早期负荷：种植体植入后，1周至2个月戴入种植修复体。
• 即刻负荷：种植体植入后，1周之内戴入种植修复体。

不再需要单独定义延期负荷，因为将其包含于常规负荷的定义之中。

为了准确地表述选择正确的负荷方案的指导原则，将分别分析上颌和下颌牙列缺失的可摘或固定修复设计。

本章中对推荐的牙列缺失负荷方案所进行的讨论，是基于在第2章表述的治疗程序。

5.2   上颌牙列缺失

在上颌修复的病例中，理想的种植／修复的设计取决于认真的病例选择和诊断计划。由此，可以选择适宜的人工牙和穿龈轮廓，以及咬合、发音、唇和面部支撑、美学参数等，所有这些因素将影响治疗的可行性和患者对治疗计划的认可。

上颌骨的骨量和骨密度、上颌窦和牙槽嵴的位置关系、拔牙后的牙槽嵴吸收类型等参数，对选择负荷方案非常重要。用短而细的种植体迁就骨量丧失，或者低密度骨中植入标准种植体，都将影响种植体初始稳定性。据此，采用特殊的负荷方案是建立在种植体植入后获得初始稳定性的基础上。

5.2.1   上颌覆盖义齿的常规负荷

本负荷方案描述的是在牙列缺失的上颌植入4～6颗种植体，愈合2个月之后进行覆盖义齿修复。种植／修复设计包括将4～6颗种植体用杆连为一体或4～6颗的独立种植体（表1）。

一些作者报道用周密计划的治疗方案可以提高上颌覆盖义齿的成功率，包括常规负荷和将种植体夹板式连接为一体。4～6颗种植体夹板式相连、常规负荷的上颌覆盖义齿，获得了临床文献的充分证实。

最近提出最少只用4颗独立的种植体，并采用自固位附着体支持没有腭部基托的上颌覆盖义齿。常规的愈合期之后，将修复体安装于种植体上，

12～48个月随访，种植体存留率为100%。然而，这种简便方法的远期效果还需要进一步的临床试验予以证实。

总体而言，尽管有上颌覆盖义齿相关的高水平证据，但仍然少于下颌覆盖义齿，因为可用于分析的证据只能是前瞻性和回顾性研究。已有文献报道，平均随访期5年（范围为1～10年）的种植体平均存留率为94.8%～97.7%，修复体存留率为91.4%。

5.2.2   上颌覆盖义齿的早期负荷

本负荷方案描述的是种植体植入之后不早于1周、不迟于2个月，牙列缺失的上颌种植体进行覆盖义齿的功能性负荷。种植／修复设计包括将4～6颗种植体用杆连为一体或4～6颗采用自固位附着体的独立种植体（表1）。

对骨量和骨密度条件允许获得良好的种植体初始稳定性的病例，理想的修复设计是将种植体夹板式相连支持上颌覆盖义齿的早期负荷方案。对种植体植入到拔牙窝内、移植骨内或同期进行骨增量程序的病例，不推荐早期负荷方案。

已有报道，用独立种植体进行上颌覆盖义齿的早期负荷，2年随访时的种植体存留率为87.2%。因此，这种种植／修复设计不适合进行上颌覆盖义齿早期负荷。

5.2.3　上颌覆盖义齿的即刻负荷

本负荷方案描述的是种植体植入1周之内，将覆盖义齿连接于种植体上，并存在𬌗接触的负荷方案。这种负荷方案和修复设计缺乏科学依据，因此不予推荐（表1）。

5.2.4　上颌固定修复体的常规负荷

本负荷方案描述的是在牙列缺失的上颌植入种植体，2个月的愈合期之后，支持固定修复体。上颌固定修复体设计包括：①前牙区的4～6颗种植体（两侧上颌窦之间）支持带有双侧远中悬臂的夹板式固定修复体；②前牙和后牙区的6～8颗种植体支持无悬臂的夹板式固定修复体；③前牙和后牙区的8颗种植体支持分段式固定修复体（表2）。

科学文献证实，上颌牙列缺失固定种植修复体的种植体存留率为95.5%～97.9%。按照国际口腔种植学会（ITI）共识研讨会提出的检验方法，常规负荷方案已经获得科学和临床的证实。

上颌固定种植修复的常规负荷方案适用于以下的病例：初始稳定性差、种植体植入联合骨增量、短种植体或者种植／修复方案中只用最少量的种植体。此时，种植体数目与分布将影响种植体的长期存留率。以上因素不适合缩短种植愈合期，因为这一特殊参数在种植体早期失败中起重要作用。上颌牙列缺失的固定种植修复，目前科学证据是在前牙区和后牙区最少应植入6颗种植体，种植体的10年存留率显著高于仅在前牙区植入4～5颗种植体的修复设计。

既然常规负荷方案的愈合期至少为2个月，在此期间所涉及的主要是过渡修复体。可以重衬原有的修复体，或者制作一副新的总义齿。其关键是避免义齿基托与刚植入的种植体直接接触。为减少修复体的负荷传递到种植体上，建议进行软衬。

表1　各种上颌覆盖义齿负荷方案的临床指征

种植/修复设计				
常规负荷	CWD	CWD	CD	CD
早期负荷	CD	CD	CID	CID
即刻负荷	CID	CID	CID	CID
支持方式	4颗以上夹式相连种植体，杆设计（有或无悬臂）	6颗以上夹式相连种植体，杆设计	4颗独立种植体，杆设附着体	6颗独立种植体，自固位或套筒冠附着体
修复体	无腭部基托的覆盖义齿	无腭部基托的覆盖义齿	无腭部基托的覆盖义体	无腭部基托的覆盖义
颌间距离	充足	充足	不足	不足

CWD：获得临床文献的充分证实（淡绿色背景）
CD：获得临床文献的证实（黄色背景）
CID：缺乏临床文献的证实（红色背景）
M1：第一磨牙位点；PM2：第二前磨牙位点；PM1：第一前磨牙位点；C：尖牙位点；LI：侧切牙位点
→：可选项，杆向远中延伸

表2　各种上颌固定修复体负荷方案的临床指征

种植/修复设计				
常规负荷	CD	SCV	SCV	SCV
早期负荷	CID	CD	CD	CD
即刻负荷	CID	CWD	CWD	CWD
种植体数目与分布	4颗，前牙区	6颗，前牙区	6颗，前牙和后牙区	8颗，前牙和后牙区
修复体	全牙弓一体式，带远中悬臂	全牙弓一体式，带远中悬臂	全牙弓一体式	分段式，4个三单位固定修复体*
临床状态	颌间距离加大，上颌前牙区骨量充足	颌间距离加大，上颌前牙区骨量充足	颌间距离加大，上颌前牙和后牙区骨量充足	颌间距离加大，上颌前牙和后牙区骨量充足

SCV：获得科学与和临床的证实（深绿背景）
CWD：获得临床文献的充分证实（淡绿色背景）
CD：获得临床文献的证实（黄色背景）
CID：缺乏临床文献的证实（红色背景）
M1：第一磨牙位点；PM2：第二前磨牙位点；PM1：第一前磨牙位点；C：尖牙位点；C1：中切牙位点；LI：侧切牙位点
*分段设计是指最终修复体，临时固定修复体为全牙弓一体式
→←：悬臂
→|←：分段处

5.2.5 上颌固定修复体的早期负荷

用固定修复体进行种植体早期负荷描述的是种植体植入之后不早于1周、不迟于2个月，修复体存在接触的负荷方案（表2）。

应用粗糙表面种植体支持上颌牙列缺失的固定修复体，早期负荷方案可以获得预期结果。1～5年随访的临床研究显示，上颌牙列缺失的固定修复体，种植体的常规和早期负荷之间无显著性差异，种植体的存留率为93%～99%。然而，早期负荷和常规负荷一样，需要一个使用可摘义齿的过渡期，只是时间较短。因此，上颌固定修复体的早期和常规负荷方案只有轻度的差别。尽管更多的试验和临床研究仍然正在进行中，近期对种植体表面的改善可能有利于早期负荷方案。

上颌固定种植修复体早期负荷方案适用于上颌骨骨量充足，至少植入6颗标准种植体的病例。以下病例应当避免早期负荷方案：种植体初始稳定性不佳，种植体植入同期骨增量，短种植体，或者在种植／修复设计中应用最少量种植体。

5.2.6 上颌固定修复体的即刻负荷

本负荷方案描述的是种植体植入1周之内，由固定修复体行使咬合功能。

上颌牙列缺失，有多种种植／修复设计被建议用于即刻负荷方案：①上颌植入8颗种植体，全牙弓一体式临时固定修复体即刻负荷。之后，由分段式最终修复体所替换。和其他负荷方案一样，此方案有利于骨结合；②上颌植入6～7颗种植体，全牙弓一体式临时固定修复体即刻负荷。之后，由全牙弓一体式最终修复体所替换；③上颌植入4颗种植体，即刻负荷。缺乏与后者相关的科学依据，如果说存在，也是常常建议植入非负荷的"应急"种植体。这些表明如此少量的种植体不适于即刻负荷（表2）。

文献报道，上颌牙列缺失临时固定修复体的种植体存留率为95.4%～100%。一个值得注意的结果是，多数失败的种植体都位于上颌后牙区。按照国际口腔种植学会（ITI）第四次共识研讨会达成的共识，6颗或更多种植体的即刻负荷方案获得了临床文献的充分证实。

上颌固定种植修复体的即刻负荷方案适用于：上颌本身或先前骨移植的骨量充足、至少植入了6颗标准种植体。此外，需要有理想的颌位关系。与早期负荷相同，以下病例应当避免即刻负荷方案：种植体初始稳定性不佳、种植体植入同期骨增量、短种植体或者在种植／修复设计中只应用最少量种植体。

文献报道，常规和即刻负荷的远期效果在以下几个方面相似：种植体的存留率、科学依据的水准、样本量和结果的一致性。据此，即刻负荷要避免术后对种植体施以通常是很复杂的临时修复体操作程序，以及避免在种植体骨结合之前处于非控制性负荷。

下面介绍几种即刻临时修复技术：①调改后的原有义齿用于术中印模或直接重衬；②提前制作的临时模板用于口内直接重衬，或在术中印模所灌注的工作模型上调改；③避免术中印模、直接重衬或灌注工作模型的皮卡技术（pick-up technique）（见第6章）。

5.3   下颌牙列缺失

在下颌，拔牙后的骨吸收类型通常为下颌骨冠方2/3骨改建，而基底1/3保持稳定。下颌骨的另一重要的解剖因素是下牙槽神经沿着下颌骨后部走行，直到在前磨牙区穿出。基于以上解剖学考量，牙列缺失的下颌骨前部与后部有显著的差别。

下颌颏孔间区是理想的种植部位，通常其骨量足以植入多达6颗的种植体。此外，该区域的骨密度有利于获得种植体初始稳定性。

基于这些解剖学特点，只在下颌前部种植时，通常在颏孔间区分布种植体。这种情况下，倾向于种植体支持/固位的下颌覆盖义齿，如果是下颌固定修复体通常需要远中悬臂。

当种植体可以分布于下颌的前牙和后牙区时，一个特殊的临床考量因素是下颌运动时的挠曲形变。根据这一情况，当种植体分布于下颌骨前牙和后牙区时，最终固定修复体可采用分段式设计。

当选择合适的负荷方案时，需要考虑现有的临床因素和种植/修复参数。

5.3.1   下颌覆盖义齿的常规负荷

本负荷方案描述的是在牙列缺失的下颌植入2～4颗种植体，最短2个月的愈合期之后，在种植体上戴入覆盖义齿（表3）。建议以下几种种植/修复设计，包括：①2颗种植体，独立安放球或自固位附着体；②2颗种植体，用杆稳固连结；③4颗或更多颗种植体，用杆稳固连结；④4颗或更多颗种植体，独立安放自固位附着体。

关于获得长期效果所需种植体数目的多项临床研究显示，5年之内临床评价，覆盖义齿使用2颗或4颗种植体的病例，临床与放射线检查结果无差异。

下颌覆盖义齿的常规负荷方案已经获得科学与临床的证实，1～10年随访的种植体存留率为97.1%～100%。

下颌牙列缺失所应用的各种常规负荷方案，在种植体愈合期软衬过渡义齿、避免新植入的种植体过度负荷非常重要。

表3 各种下颌覆盖义齿负荷方案的临床指征

种植/修复设计				
常规负荷	SCV	SCV	SCV	SCV
早期负荷	CWD	CWD	CWD	CWD
即刻负荷	CID	CD	CD	CWD
固位方式	2颗种植体，独立安放球或自固位附着体	2颗种植体，夹板式相连杆设计	4颗种植体，独立安放自固位或套筒冠附着体	4颗种植体，夹板式相连杆设计
修复体	下颌覆盖义齿	下颌覆盖义齿	下颌覆盖义齿	下颌覆盖义齿
临床状态	颌间距充足/降低	颌间距充足	颌间距充足/降低	降低

SCV：获得科学与临床的证实（深绿色背景）
CWD：获得临床文献的充分证实（淡绿色背景）
CD：获得临床文献的证实（黄色背景）
M1:第一磨牙位点；PM2：第二前磨牙位点；PM1：第一前磨牙位点；C：尖牙位点；LI：侧切牙位点
→：可选项，杆向远中延伸颌间距充足

5.3.2　下颌覆盖义齿的早期负荷

本方案描述的是在牙列缺失的下颌植入种植体之后不早于1周、不迟于2个月,种植覆盖义齿功能性负荷。

假设能获得初始稳定性,粗糙表面种植体早期负荷的种植体存留率和常规负荷者相似,两者的临床考量也相似(表3)。

然而,与常规负荷方案相比,因为关于下颌覆盖义齿早期负荷的临床研究文献较少,两种负荷方案科学证据的质量不同。

下颌覆盖义齿早期负荷方案适用于骨量充足并植入标准种植体的病例。种植体初始稳定性不好,或者种植同期骨增量的病例应当避免采用该负荷方案。

5.3.3　下颌覆盖义齿的即刻负荷

下颌覆盖义齿即刻负荷方案描述的是种植体植入下颌骨后1周之内,覆盖义齿连接于种植体上。种植/修复设计包括:①2颗种植体,独立安放球或自固位附着体,即刻负荷;②2颗种植体,用杆夹板式连为一体,即刻负荷;③4颗种植体,独立安放自固位附着体,即刻负荷;④4颗或更多颗种植体,用杆夹板式连为一体,即刻负荷(表3)。

大量的临床研究显示,4颗夹板式连为一体的种植体即刻和延期负荷获得了相似的种植体存留率。

文献报道了4颗独立的种植体支持下颌覆盖义齿获得了相似结果。然而,该方案的临床研究,仅获得了2年随访的支持。

2颗夹板式相连的种植体,可以支持下颌覆盖义齿即刻负荷。2颗独立的种植体即刻负荷,也可能成为可预期的负荷方案,但是临床研究的证据较少,大样本的深入研究将有利于验证本负荷方案。

4颗夹板式相连种植体的即刻负荷方案,已经在大量的临床研究中获得了科学的证实。

下颌覆盖义齿的即刻负荷适用于植入常规种植体并获得最大初始稳定性的病例。

5.3.4　下颌固定修复体的常规负荷

本负荷方案描述的是牙列缺失的下颌植入种植体,2个月的愈合期之后,支持固定修复体。种植/修复设计包括:①4~6颗种植体支持全牙弓一体式固定修复体;②6颗种植体支持分段式固定修复体(表4)。

下颌种植体支持的固定修复体,在修复功能和种植体稳定性方面的长期临床结果是可预期的。通常,下颌固定种植修复体常规负荷方案获得了科学和临床的证实,10年随访时的种植体存留率为97.2%~98.7%。

解剖条件,以及种植体只能植入前牙区或植入前牙与后牙区的种植/修复设计,直接影响种植体的数目和分布。种植体分布于前牙区,远中悬臂长度取决于支持固定修复体的种植体数量。

与其他的常规负荷方案一样,在术后要特别注意调改下颌过渡义齿。

表4　各种下颌固定修复负荷方案的临床指征

种植/修复设计				
常规负荷	CWD	SCV	SCV	SCV
早期负荷	CD	CD	CD	CD
即刻负荷	CD	CWD	CWD	CWD
种植体数目与分布	4颗，前牙区	6颗，前牙区	6颗，前牙区和后牙区	6颗，前牙区和后牙区
修复体	全牙弓一体式，双侧一单位近中悬臂	全牙弓一体式，双侧二单位近中悬臂	全牙弓一体式	三段式固定修复体*
临床状态	颌间距加大，下颌前牙区骨量充足	颌间距加大，下颌前牙区骨量充足	颌间距加大，下颌前牙区骨量充足	颌间距加大，下颌前牙区和后牙区骨量充足

SCV：获得科学和临床证实（深绿色色背景）
CWD：获得临床文献的充分证实（淡绿色背景）
CD：获得临床文献的证实（黄色背景）
M1：第一磨牙位点；PM1：第一前磨牙位点；C：尖牙位点；LI：侧切牙位点
—×—：分段处
*分段式设计是指最终的修复体为全牙弓一体式

5.3.5 下颌固定修复体的早期负荷

本负荷方案描述的是种植体植入1周至2个月，下颌固定种植修复体进行功能性负荷（表4）。

临床文献报道，下颌牙列缺失固定种植修复体的早期负荷，1～3年随访时的种植体存留率为98.6%～100%。少量的研究报道指出，下颌牙列缺失种植体支持的跨牙弓固定修复体的早期负荷，是可预期的负荷方案。粗糙表面和机械光滑表面种植体早期负荷1年随访时，粗糙表面种植体存留率明显更高。下颌牙列缺失固定修复体早期和常规负荷方案治疗效果相似。

下颌牙列缺失固定种植修复体早期负荷适用于骨量充足并至少植入6颗标准种植体的病例。以下病例应当推迟负荷时间：种植体初始稳定性不佳，种植同期骨增量，植入短种植体或者支持固定修复体的种植体数目少。

5.3.6 下颌固定修复体的即刻负荷

下颌种植修复体即刻负荷方案描述的是种植体植入1周之内，将临时固定修复体连接于种植体上，并行使咬合功能。在下颌牙列缺失，借助临时固定修复体进行种植体即刻负荷，可以获得成功的骨结合。

然而文献证实，就种植／修复设计而言，5～6颗种植体要优于4颗种植体（表4）。种植体数量少时采用即刻负荷方案，将危及固定修复体的稳定性，导致种植体失败。

粗糙表面种植体进行临时固定修复体的即刻负荷获得了临床文献的充分证实，1～3年的种植体存留率为99.4%～100%。

和其他的即刻负荷一样，本负荷方案的前提条件包括：标准种植体，初始稳定性，种植位点的骨量充足。

当种植／修复设计是种植体分布于下颌前牙区时，即刻临时修复体应当避免远中悬臂。此时，应仔细评估功能和美学参数。

下颌与上颌牙列缺失的即刻临时修复体技术相似，包括原有总义齿的调改和皮卡技术。

5.4 方案调整因素和风险因素

为牙列缺失患者选择负荷方案时，需要考虑多种因素，包括系统和局部风险因素。前面几章所讨论的种植／修复的诊断参数对选择治疗方案起重要作用。

负荷方案调整因素涉及所有的临床方面：诊断、计划、外科、修复和维护水平等，并为假定的负荷方案提出具体的可行性。

全身状态和局部风险因素

关于有糖尿病患者存在种植体失败率较高倾向的报道存有争议。在增加种植体失败率方面，没有或仅有很小的显著性差异。一旦确定了患糖尿病的牙列缺失患者进行种植治疗的可行性，理想情况下可选择常规或早期负荷方案。这就允许在设定的愈合阶段，监测术后的愈合状态。

关于双膦酸盐治疗与种植外科，文献报道用药的周期、剂量和剂型对双膦酸盐相关的颌骨骨坏死起重要作用。尽管没有足够的资料用于评估种植手术患者口服双膦酸盐的风险，需要患者的内科医生帮助确定治疗方案。如果计划种植治疗，适宜于常规负荷方案。

吸烟是种植体的存留和成功的风险因素。资料证实吸烟是上颌窦底提升病例进行种植的风险因素。此外，通过放射线检查边缘性骨吸收的多项研究，确认吸烟是一项风险因素，并且与吸烟量有关。为吸烟患者选择常规负荷方案之前，必须首先确定种植体植入指征与具体吸烟习惯之间的关系，以及患者在治疗期间减少吸烟量的意愿。

手的灵活性降低是牙列缺失患者的风险因素，因为影响了口腔卫生的自我维护和覆盖义齿的摘戴。对此类病例，应认真选择种植／修复设计，以保证患者能够有效地进行自我口腔维护。因此，能够定期复诊检查的常规负荷方案似乎是可行的治疗方案。

负荷方案调整因素

骨量、骨密度、外科技术、种植体的尺寸和初始稳定性等，是牙列缺失患者负荷方案的重要调整因素。对于减少愈合时间的治疗方案，例如早期和即刻负荷方案，建议种植体锚固于颌骨本身骨或移植后已愈合骨的理想骨内长度是10mm。而对于同期骨增量修复骨缺损的病例，是常规负荷方案的指征。愈合期的长短通常取决于骨增量的方法和种植体初始稳定性，对某些病例，建议常规负荷的愈合期至少要延长至2个月以上。

在缩短开始负荷的时间方面，种植体表面特性发挥重要作用。特别是已证明粗糙表面种植体提高了骨–种植体接触（BIC）和稳定性。迄今，粗糙表面种植体通常可用于所有的负荷方案。文献报道，近年来种植体的改进，包括用化学方法改善粗糙表面，提高了骨–种植体接触（BIC），并在种植体植入3周之内提高了种植体的扭矩。当种植治疗能够满足其他的治疗调整因素时，种植体表面的改进扩大了在多种临床条件下进行即刻负荷的适应证。

种植体数目和分布是另一项重要的调整因素，并且和期望的最终种植／修复设计密切相关。当其他的负荷调整因素理想时，种植体数目多并分布于前牙区和后牙区（跨牙弓稳定性），固定修复体或夹板式相连种植体的覆盖义齿非常适合于早期或即刻负荷方案。而种植体数目少并仅分布于前牙区，或为独立种植体支持的种植／修复设计，适合于常规负荷。

患者对治疗设计的期望值是影响选择具体负荷方案的另一项负荷调整因素。因此，习惯长期戴用总义齿的牙列缺失患者，希望通过牙种植改善舒适度时，能够忍耐常规愈合的时间，免于选择其他负荷方案之难。相反，戴用总义齿比较困难的患者，选择短愈合时间的负荷方案较为有利。

当选择合适的负荷方案时，通常要综合评估以上所有的负荷调整因素。

5.5　并发症风险

牙列缺失患者的种植修复治疗，可能发生生物和机械并发症。就所选择的负荷方案的并发症而言，主要问题是在愈合期干扰种植体骨结合的正常过程。对常规和早期负荷患者，要避免非控制性力量从过渡义齿传递到种植体上。因此，通常采用软衬加以避免。当计划种植体常规负荷时，建议在种植体植入1周之后戴用过渡义齿。

对于即刻负荷，无论采用覆盖义齿还是临时固定修复体，应确保传递到种植体的负荷所导致的种植体微动最小化，避免种植体早期失败。对于覆盖义齿，杆将所有种植体夹板式连为一体，在义齿摘戴和行使功能时，可分散从覆盖义齿传递到种植体的力量。对于临时固定修复体，所有即刻负荷的种植体必须稳固地连接为一体，避免种植体过度负荷。即刻临时固定修复体折断，可导致种植体过度负荷并干扰种植体骨结合。

推荐所有类型的临时固定修复体均采用螺丝固位，以避免粘接剂溢出进入创口引起的并发症。

即刻负荷种植体的愈合期内，建议每月复诊，以监测种植体的稳定性和口腔卫生状态。

5.6　修复治疗的难易程度

国际口腔种植学会（ITI）的SAC分类为治疗计划、种植外科与修复的考量提供了清晰的指导原则。基于SAC分类，表5显示与各种负荷方案相关的修复治疗（临时和最终修复体）的难易程度。

表5　牙列缺失患者负荷方案和修复难易程度的SAC分类

	覆盖义齿				固定修复体			
	上颌		下颌		上颌		下颌	
	4颗种植体	≥6颗种植体	2颗种植体	≥4颗种植体	<6颗种植体	≥6颗种植体	<6颗种植体	≥6颗种植体
常规负荷	复杂	复杂	简单	复杂	复杂	高度复杂	复杂	复杂
早期负荷	高度复杂	高度复杂	简单	复杂	复杂	高度复杂	复杂	高度复杂
即刻负荷	不推荐		复杂	高度复杂	高度复杂	高度复杂	高度复杂	高度复杂

5.7 结论

为牙列缺失患者种植／修复治疗选择合适的负荷方案，需评估以下几个方面：诊断参数、治疗计划的考量、负荷调整因素、修复步骤、治疗难易程度和患者期望值等。

6 临床病例报告

6.1　早期和常规负荷

6.1.1　下颌植入2颗种植体的早期负荷，最终修复体为球附着体固位的覆盖义齿

A. G. T. Payne, A. Tawse-Smith, R. K. De Silva, W. J. Duncan

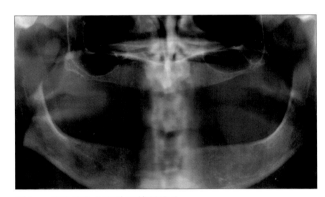

图1a　初诊时的曲面体层放射线片

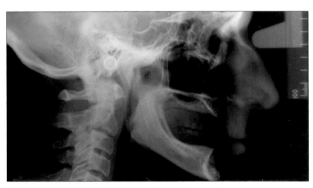

图1b　初诊时的头颅侧位定位放射线片

63岁无牙颌男性患者，难以适应现有的上颌与下颌总义齿。牙列缺失时间41年，不同的牙医曾为其制作过3副总义齿但均不理想。戴用每一副总义齿时，在开始总是鼓励患者努力适应，但是随着时间推移，患者一直难以适应下颌总义齿，这种情况一直维持了20年。患者看到当地报纸上的广告之后，要求种植体固位的覆盖义齿。

有利型的少量下颌骨剩余牙槽嵴吸收，修复诊断指数为Ⅱ类。拍摄曲面体层和头颅侧位定位放射线片，牙槽嵴的剩余骨高度为20mm，可以抵抗义齿基托的水平向和垂直向移动（图1a，b）。肌肉附着位置的限制，影响了义齿基托的稳定和固位。上颌牙列缺失的分类为B类，由于心理因素的严重恶心反应，对上颌义齿进行了微调。尽管患者适合下颌骨种植体支持的固定修复体，但因经济原因他更倾向于选择覆盖义齿。

为便于术后2周实施早期负荷方案，按照标准程序制作新的诊断性上颌与下颌总义齿，并建立垂直距离（图2a，b）。上颌义齿引起的恶心反应，表明缩短上颌义齿后堤区后缘将有利于患者戴用。尽管做了以上修正，患者也仅在有限时间内容忍传统的下颌总义齿。

拍摄术前诊断性曲面体层放射片（Scanora，Soridex，Helsinki, Finland），确认所需的种植体长度。手术当天，术前1小时口服2g阿莫西林，0.2%葡萄糖酸氯己定溶液口腔含漱1分钟（Savacol，Colgate Oral Care，Sydney，Australia）。

运用Straumann原创的非潜入式种植方案植入2颗Straumann标准种植体（RN，SLA，长度14 mm）。按照LeKholm和Zarb分类，术中和放射线片分析均确定为B类骨量、Ⅲ类骨密度。首先用球钻标记中线，确定种植体之间的距离为22mm（图3）。然后，在改良种植平行杆控制下，用先锋钻在中线每侧11mm处预备种植窝。

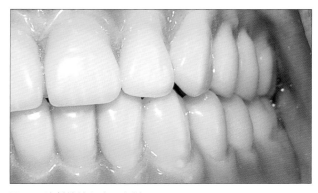

图2a　诊断性总义齿，左侧

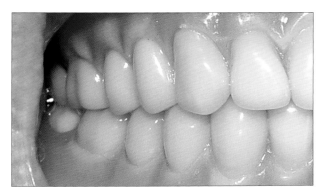

图2b　诊断性总义齿，右侧

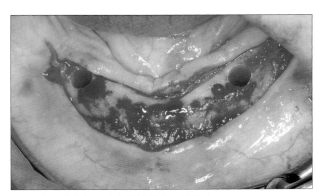

图3　参照中线标记确定种植体之间的距离

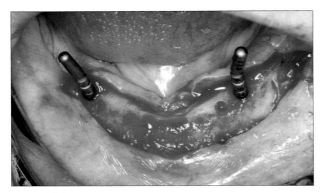

图4 导向杆

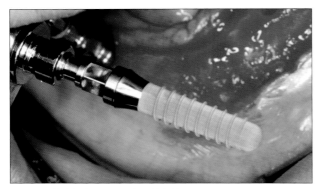

图5 完成种植窝预备，植入种植体

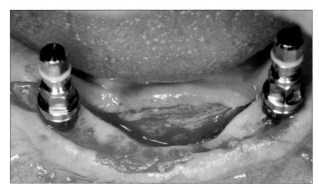

图6 种植体植入之后，仍然带有携带体

随后的种植窝预备中使用带有深度标记的导向杆（直径2.2～3.5mm）校正，最后用直径4.1mm的螺纹成型钻成形（图4～图6）。共振频率分析（Osstell，Integration Diagnostics，Gteborg，Sweden）确定初始稳定性的ISQ读数为62。

与标准治疗方案不同的是术中在种植体上安放球附着体替代愈合帽，并施以35N·cm的扭矩（图7）。然后使用间断或水平褥式缝合关闭黏骨膜瓣（Vicryl 4−0，Ethicon，Johnson & Johnson, Brussels，Belgium；图8）。

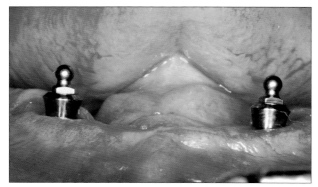

图7 已经安装球基台

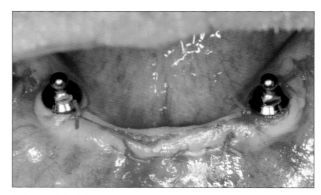

图8 瓣缝合之后

手术结束之后，立即在大量磨改的义齿组织面上涂布义齿组织面调节剂（Viscogel, DeTrey, Weybridge，England；图9），允许患者在术后戴用下颌和上颌总义齿。建议患者在第1周不要刷到种植体，并于第7天拆线。术后前2周进软食，晚上必须摘掉义齿。术后护理方案还包括每日2次的0.2%葡萄糖酸氯己定液含漱，并且用义齿作为载体在两侧种植体的周围使用0.2%葡萄糖酸氯己定凝胶（PerioGard，Colgate Oral Care，Sydney，Australia）。

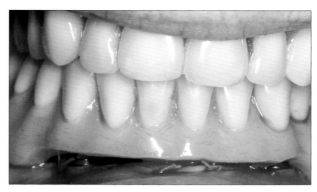

图9　应用义齿组织面调节剂

术后2周时，黏膜已经愈合，根据所计划的早期负荷方案，去除下颌义齿组织面上的软衬材料，并准备制取闭合式重衬印模（Impregum，3M ESPE，Seefeld，Germany；图10）。

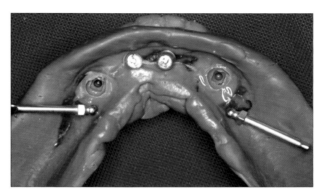

图10　2个球基台替代体和2个阴型部件

之后，遵循推荐的技工室程序，将球基台替代体放入印模内，用Ⅲ型模型石膏灌注技工室模型。将Dalla Bona型金附着体阴型放置在球基台替代体上，磨除义齿组织面的相应部分，制作义齿。最终下颌2颗种植体支持的覆盖义齿的组织面上有2个早期旧型号的Dalla Bona型金质附着体阴型（图11）。

第2天，在戴入义齿之前，减少覆盖义齿的种植体区域的唇侧边缘，使刺激所导致的基台或种植体周围黏膜增生的可能性最小化。用压力显示糊剂

检查上颌总义齿和下颌2颗种植体支持的覆盖义齿的组织面，通过重新灌模、上架和选磨，精细调整咬合，确定咬合关系。向患者提供戴用覆盖义齿的口腔卫生指导，强调需要每年复诊进行专业清洁。

患者于第6周（图12和图13）和第12周（图14）时复诊，微调义齿轮廓，提高舒适程度。之后，患者很快回馈信息称可一直戴用义齿并可进食各种食物。终于，极大增强了患者面对同事时的自信心。

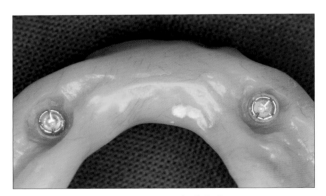

图11　在组织面内的Dalla Bona型金质阴型

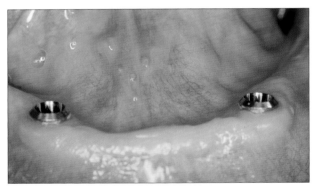

图12　6周时复诊，取下球基台，获得种植体共振频率读数以评估种植体稳定性

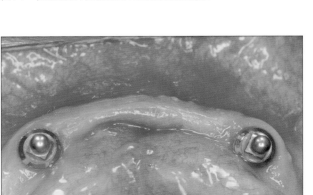

图13　6周时复诊

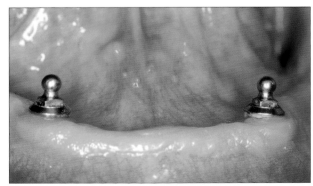

图14　12周时复诊

10年随访

至2008年，患者已有10年的随访期，并分别拍摄标准曲面体层放射线片（图15～图18）。

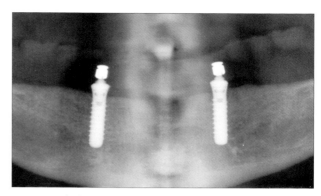

图15　6周复诊时的曲面体层放射线片

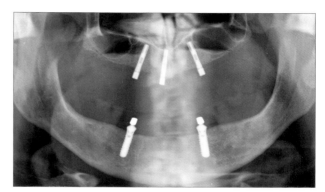

图16　1年复诊时的曲面体层放射线片

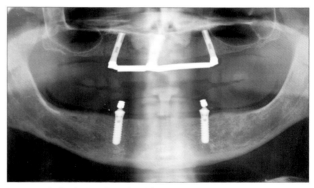

图17　5年复诊时的曲面体层放射线片

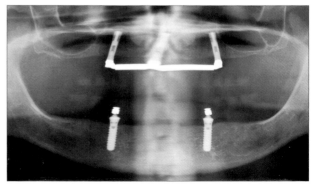

图18　10年复诊时的曲面体层放射线片

　　此外，种植体冠部的根尖放射影像显示植体周围骨组织稳定，几乎无丧失（图19～图22）。

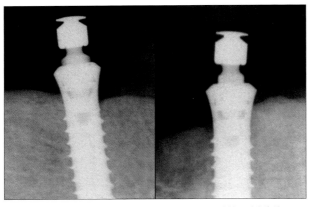

图19a　2周时的右侧种植体，以此为随访参照

图19b　2周时的左侧种植体，以此为随访参照

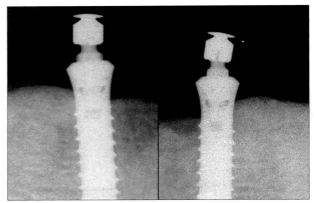

图20a　1年复诊时的右侧种植体

图20b　1年复诊时的左侧种植体

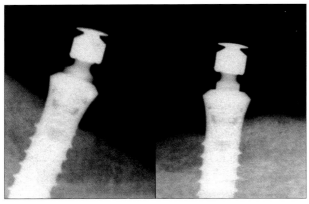

图21a　5年复诊时的右侧种植体

图21b　1年复诊时的左侧种植体

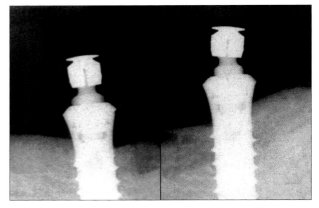

图22a　10年复诊时的右侧种植体

图22b　10年复诊时的左侧种植体

　　系列性的共振频率读数显示骨结合随时间而增强。在整个复诊期间，种植体周围的黏膜反应极好（图23a～c和图24a～c）。在10年随访期的第1和第3年之间，在上颌又植入3颗种植体，获得上颌杆固位的覆盖义齿，使用的是不同的种植体系统（Southern Implant，Irene，South Africa）。

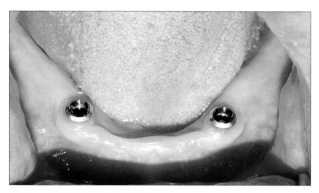

图23a　5年复诊时取下球基台

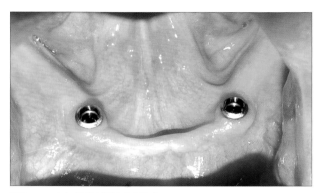

图24a　10年复诊时取下球基台

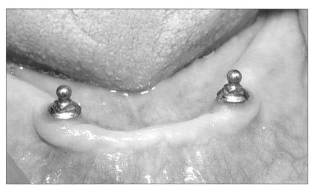

图23b　5年时复诊（1）

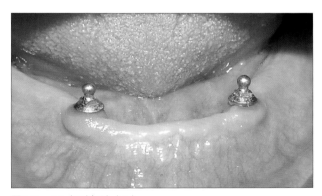

图24b　10年时复诊（1）

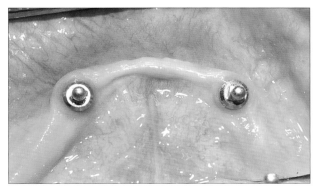

图23c　5年时复诊（2）

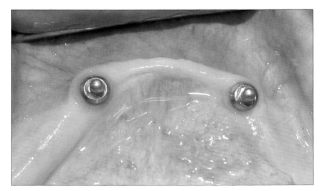

图24c　10年时复诊（2）

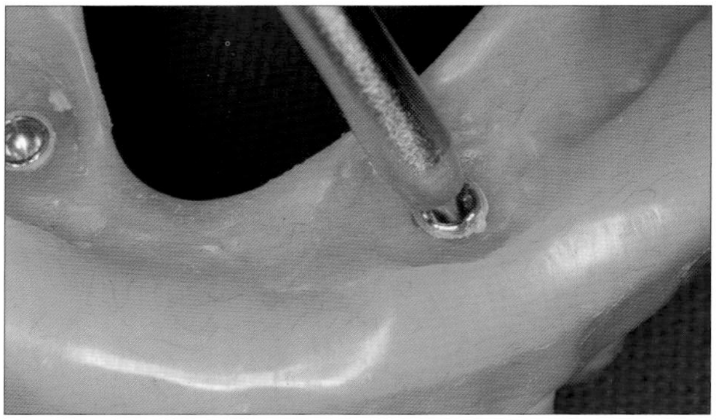

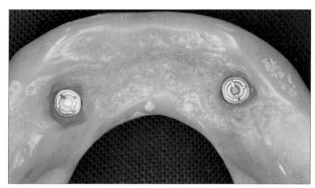

图25 只需要简单的修复性维护

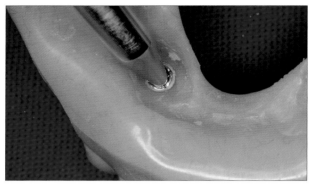

图26 使用专用的安装和拆卸工具进行修复性维护

图27 早期的Dalla Bona型阴型

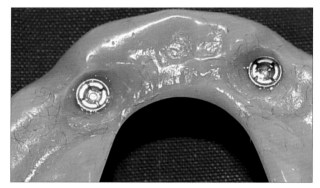

图28 更换为椭圆形Straumann金质阴型

早期的Dolla Bona型金质阴型只需要简单的修复性维护，并且使用专用的安装和拆卸工具（图25和图26）。

在这10年里，阴型的薄瓣没有发生折断，说明非常耐用（图27）。

第7年复诊重衬覆盖义齿时决定替换阴型。用新型Straumann椭圆形金质阴型取代早期的Dalla Bona型金质阴型，前者在阴型内的薄瓣为插入件，因此在未来的10年更加易于更换（图28）。

使用专用螺丝刀，调节新型的椭圆形阴型获得适当的固位力。10年之后也未见球基台磨损。

致谢

技工室程序

Dental Technician Neil Waddell – Dunedin, New Zealand

Dental Technician Ian van Staden – Dune-din，New Zealand

6.1.2　下颌植入2颗种植体的常规负荷，最终修复体为自固位附着体支持的覆盖义齿

A. Boeckler, D. Morton

83岁男性患者，要求改善其现存的上颌和下颌总义齿。全身状况没有影响牙科治疗的征象，未服用任何处方药。患者否认口腔疼痛，无副功能或颞下颌关节疾病。

口腔和放射线评估显示上颌2颗基牙（右侧尖牙和第二前磨牙）用于支持预成的球形附着体。2颗基牙均松动，且患有活动性牙周病和广泛的龋坏；考虑到无法修复，建议拔除。

患者现有的上颌和下颌总义齿已经戴用2年，对义齿的外观满意。主诉为下颌义齿稳定性差和缺乏固位力（图1和图2）。

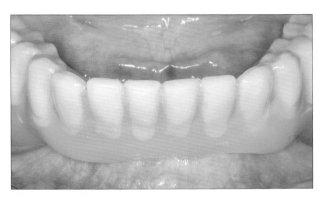

图1　现有下颌义齿的正面观

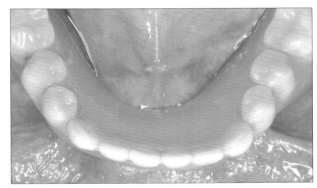

图2　现有下颌义齿的𬌗面观

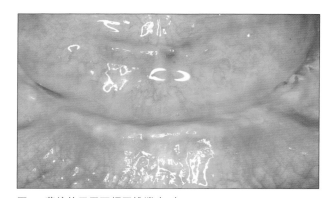

图3 萎缩的无牙下颌牙槽嵴（1）

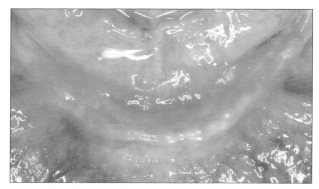

图4 萎缩的无牙下颌牙槽嵴（2）

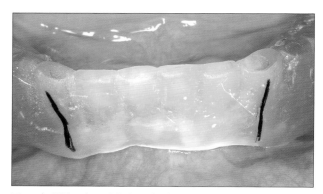

图5 复制的下颌义齿组织面磨削之后，内置金属指示球

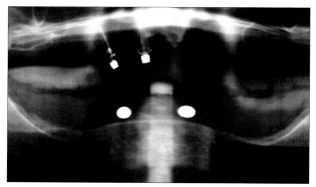

图6 诊断性曲面体层放射线片显示骨高度充足

患者满意上颌义齿的外形和功能。详细评估现有义齿的垂直距离和息止间隙，结果令人满意。上颌与下颌缺牙区的剩余牙槽嵴萎缩（图3和图4），但显示有充分的附着性角化黏膜。

患者理解必须拔除剩余的上颌患牙。如果可行，患者强烈要求继续使用现有的义齿，并在费用最低的情况下改善下颌义齿的功能。

在详细考量所有的治疗选项之后，患者接受了以下治疗计划。尽快拔除上颌剩余牙，对现有上颌义齿的组织面永久性重衬之前，先进行软衬。在下颌尖牙位点植入2颗窄颈、细直径骨水平种植体。愈合成功之后，计划用种植体支持自固位基台。对患者现有下颌总义齿组织面重衬和塑形以安装自固位附着体，在维持现有的垂直距离和美学效果的同时改善义齿的支持、稳定和固位力。此治疗计划可以满足患者使用现有义齿的愿望，并有利于口腔卫生维护。

用透明自凝丙烯酸树脂复制现有下颌义齿（PalaXpress Clear, Heraeus Kulzer, Hanau, Germany）。对复制义齿的双侧颏孔之间，即双侧第一前磨牙位点之间的组织面进行磨削，并置入金属指示球，置入位置首选尖牙位点（图5）。拍摄曲面体层放射线片，确认骨高度足以支持牙种植体（图6）。

计划使用2颗窄颈、细直径种植体的原因包括：剩余骨嵴狭窄、附着性角化黏膜较窄（图7）。

局麻下行传统的牙槽嵴顶正中切口。翻全厚瓣暴露剩余牙槽嵴，无松弛切口。用咬骨钳去除刃状牙槽嵴，保留收集到的骨，用于种植体植入后的骨增量。

通过外科导板确定所设计的种植体位点（图8）。种植窝预备无异常（图9），植入2颗种植体(Straumann骨水平种植体，窄颈十字锁合，SLActive表面，直径3.3mm，长10mm；图10和图11)。取下外科导板之前确认种植体的倾斜度和位置（图12）。

安放封闭螺丝。在种植体颊侧有很少的SLActive表面暴露，用之前保留的骨碎削增量并覆盖屏障膜。种植体植入为潜入式、关闭创口。调改患者现有的下颌义齿，缓冲种植体位点和术区。用义齿组织面调节剂进行软衬(Visco-Gel，Dentsply DeTrey，Konstanz，Germany)，并加以调改，患者离开诊所。

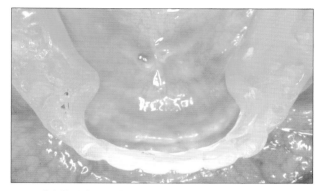

图7 狭窄的剩余牙槽嵴和附着性角化黏膜

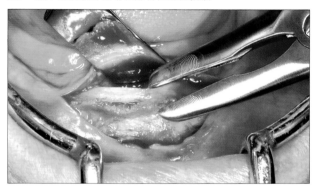

图8 确定种植位点

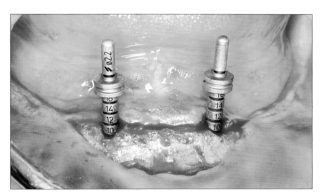

图9 种植窝预备

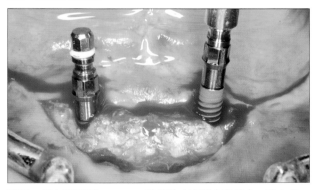

图10 植入第1颗Straumann种植体（窄颈十字锁合，SLActive表面，直径3.3mm，长10mm)

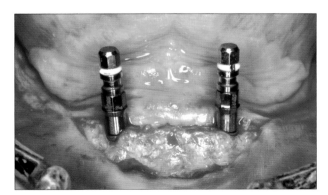

图11 植入第2颗相同的种植体

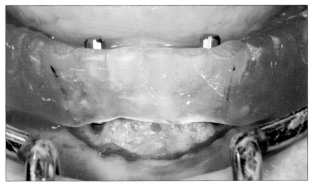

图12 确定种植体的倾斜度和位置

10周之内种植体无干扰愈合（图13）。局部麻醉下暴露种植体。顺利取出封闭螺丝，替换窄颈愈合帽（图14）。2颗种植体均稳定。去除现有义齿的软衬，重新衬里以记录愈合后的软组织结构和愈合帽。

术区需要另外4周的愈合时间（图15）。之后，取下愈合帽（图16），评估黏膜通道的深度。由此选择自固位基台，使基台位于黏膜上方的位置（图17和图18）。就基台的高度而言，并不苛求义齿的垂直向空间。自固位基台穿出黏膜的高度，要有利于患者的自我维护和自行摘戴义齿。

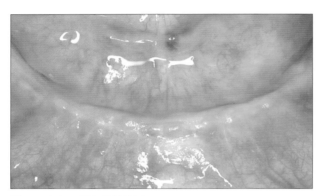

图13 愈合10周之后的效果

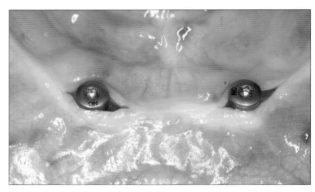

图14 暴露种植体，戴入愈合帽

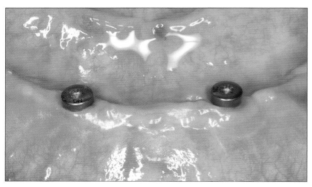

图15 另外4周愈合之后（共计14周）

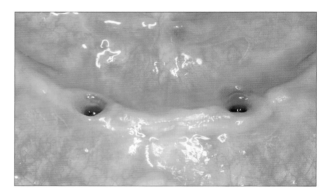

图16 取下愈合帽之后的状态

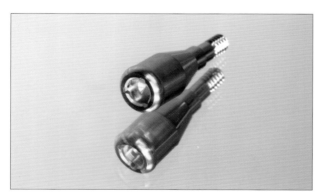

图17 适用于窄颈骨水平种植体的自固位基台

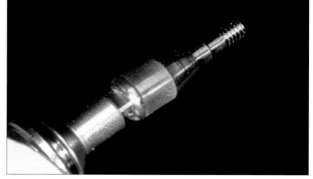

图18 自固位基台的近距离观

安放基台，用推荐的35N·cm扭矩拧紧，患者无不适（图19和图20）。安放聚四氟乙烯隔离环和带有低密度聚乙烯转移部件的钛帽（图21和图22）。随后，去除现有义齿的软衬，调磨义齿组织面并用显示剂检查，确保与基台和附着体无接触（图23）。以下颌义齿作为印模托盘，使用聚醚印模材（Impregum，ESPE，Seefeld，Germany）和相应的粘接剂（Polyether adhesive，ESPE）制取最终重衬印模（图24和图25）。

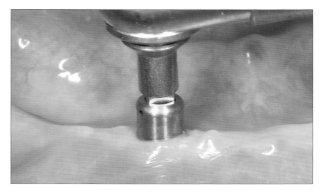
图19　35N·cm扭矩拧紧基台

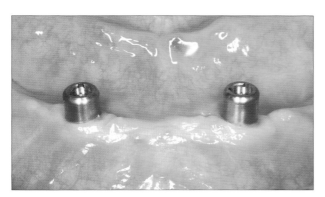
图20　2个基台穿龈

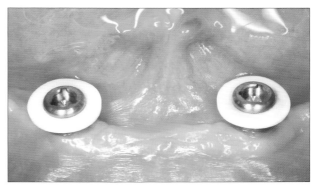
图21　安装聚四氟乙烯树脂隔离环

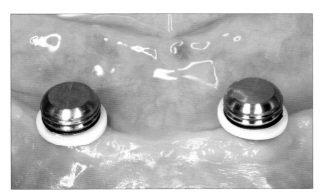
图22　安装带有低密度聚乙烯转移部件的钛帽

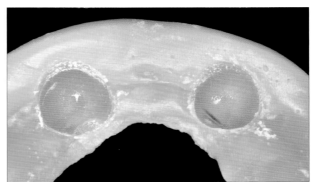
图23　义齿组织面的调磨

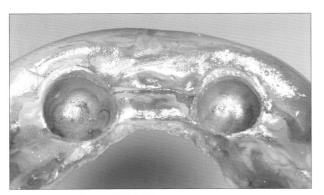
图24　准备制作最终重衬印模

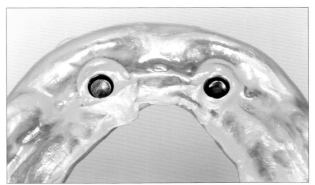
图25　最终重衬印模

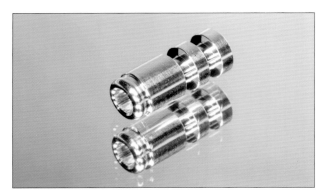

图26　自固位基台的替代体

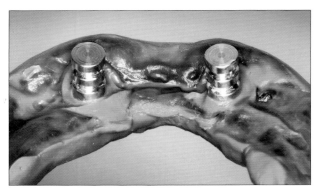

图27　自固位基台的替代体就位于重衬印模

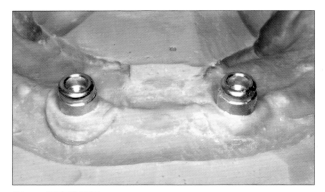

图28　石膏模型图

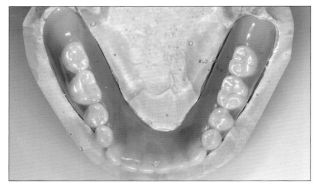

图29　下颌义齿殆面观

在本次复诊时，要将义齿返回临床进行重衬和安装基台替代体。将自固位基台替代体放入印模（图26和图27），用优质牙科石膏灌注模型（Jade Stone，Whip Mix Corporation，Louisville，KY，USA；图28）。

然后将钛帽安装在基台替代体上，喷砂和涂底胶（Alloy Primer，Kuraray，Tokyo，Japan）以改善钛帽在义齿基托内的密合与固位。随后重衬（PalaXpress, Heraeus Kulzer, Hanau, Germany）义齿基托，嵌入Locator附着体，完成制作（图29和图30）。

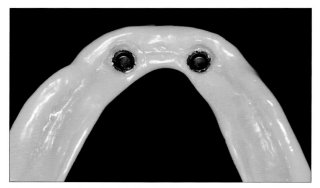

图30　下颌义齿组织面内嵌入自固位钛帽

随后检查义齿基托的适应性和基台与附着体的对位（图31）。再次戴入义齿，并进行微调，确定咬合关系和垂直距离。确保患者能够顺利摘戴义齿，并为患者提供治疗后的口腔卫生指导。

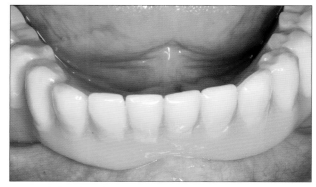

图31　检查义齿就位

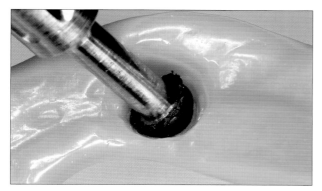

图32 取出黑色占位附着体

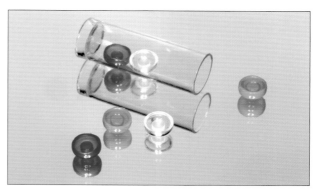

图33 以颜色分类的附着体

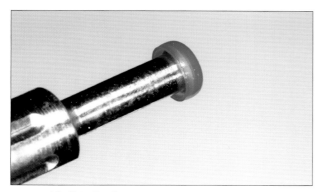

图34 选择蓝色附着体

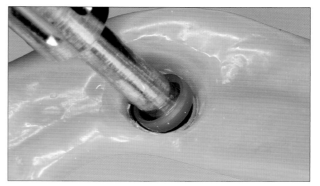

图35 将蓝色附着体嵌入义齿

48小时后和1周之后进行随访评估。按照显示，微调义齿组织面。在1周随诊时，用自固位附着体内核工具取出黑色占位附着体（图32），换上蓝色（6.7N的固位力）附着体（图33～图37）。

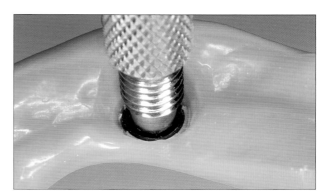

图36 用自固位附着体内核工具将蓝色附着体正确就位

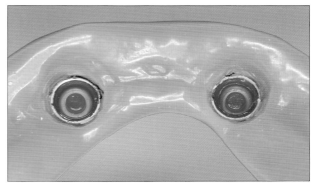

图37 2个附着体就位于最终位置

在6周、24周和12个月之后分别进行再次评估。患者对义齿的功能、舒适度和美学结果始终完全满意。临床和放射片检查无异常（图38和图39）。

对具备如上指征的患者应该给予以上保守而有效的治疗。

致谢

技工室程序

Frank Siebert, Master Dental Technician, Rubeling + Klar Dental-Labor – Halle(Saale), Germany

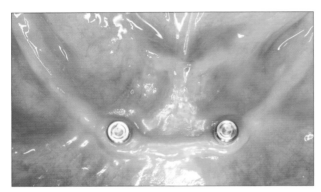

图38　随访时的临床状况

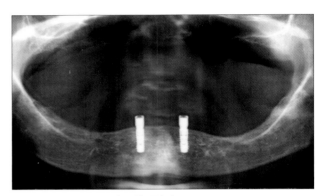

图39　随访时的曲面体层放射线片

6.1.3 下颌植入2颗种植体的常规负荷，最终修复体为杆支持的覆盖义齿

H. J. A. Meijer

63岁女性患者，转诊到荷兰格罗宁根大学医疗中心进行牙种植治疗。患者上颌无牙20年，下颌剩余牙在此次就诊的2年之前拔除。现在戴用的是第一个上颌义齿和第二个下颌义齿，后者已有1年时间。患者对上颌传统义齿的功能一直满意，但是主诉下颌传统义齿稳定性差并缺乏固位力。患者病史无阳性所见。口内检查显示上颌牙槽嵴轻微骨吸收和下颌牙槽嵴严重吸收，上颌义齿的固位力和稳定性正常，但是下颌义齿几乎完全缺乏稳定性或固位力，咬合时前牙无接触、存在平衡。放射线诊断包括曲面体层放射线片和侧位头影测量放射线片（图1和图2）。

根据侧位头形测量放射片，下颌正中联合区的高度为20mm，略呈刃状牙槽嵴（Cawood和Howell分类为IV类)。向患者提出的治疗计划包括：在下颌颏孔之间植入2颗骨内种植体，杆附着体系统支持的下颌覆盖义齿，重新制作上颌传统义齿。告知患者治疗风险，并签署知情同意书。

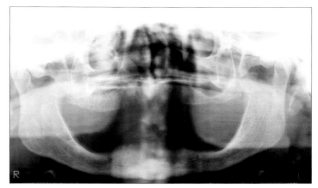

图1　初诊时的曲面体层放射线片

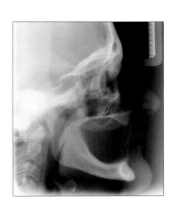

图2　初诊时的侧位头影测量放射线片

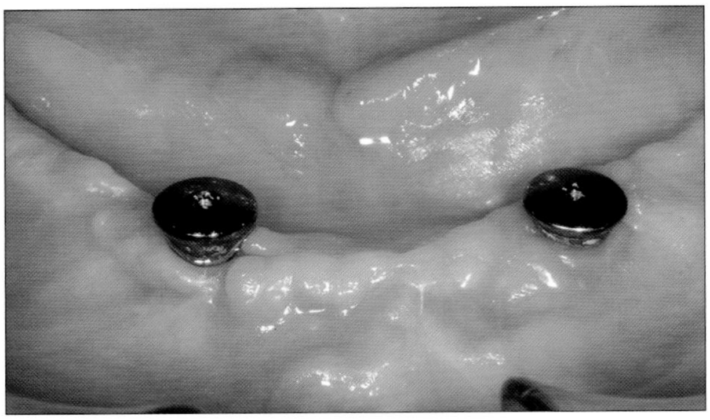

治疗程序

局麻下，去除刃状牙槽嵴，植入2颗Strau-mann标准种植体（直径4.1mm，长度14mm）。种植体植入下颌尖牙位点，与中线的距离均约为1cm。使用一段式外科程序。术后服用镇痛药和用0.2%葡萄糖酸氯己定溶液口腔含漱，不应用抗生素。术后1周拆线，在此期间不允许戴用下颌义齿。缓冲下颌义齿的种植体位点处，软衬。给予患者口腔卫生指导。6周的愈合期之后，进入修复程序。种植体稳定，种植体周围黏膜健康（图3）。

使用常规金属托盘和藻酸盐制取初印模（图4），用于制作螺丝固位八角印模帽的开窗式个性化复合树脂托盘。然后，将印模帽安装于种植体上（图5）。

安放托盘，避免印模帽与托盘之间的任何接触，使托盘稳定地就位于支持义齿的承托区黏膜上。印模帽螺丝从托盘开窗穿出（图6）。

用硬质聚醚材料取最终印模。用注射器将聚醚注射在印模帽周围。将填满聚醚的托盘安放于牙槽嵴上方。安装时，要暴露印模帽固位螺丝，使印模易于取出（图7）。

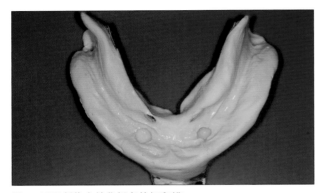

图3 6周愈合期之后的2颗Straumann标准种植体

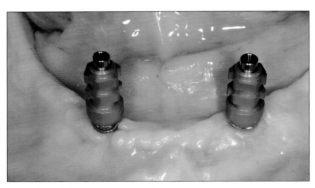

图4 用于制作个性化托盘的初印模

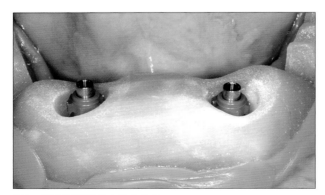

图5 安装在种植体上的印模帽

图6 印模帽穿出的个性化托盘

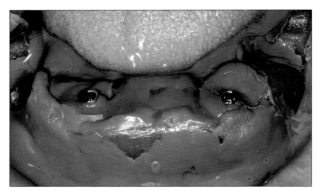

图7 用硬质聚醚制取印模，可见印模帽螺丝

将种植体替代体连接在印模托盘的印模帽上，灌注工作模型（图8和图9）。

该方法复制了种植体的位置和义齿承托区。首先制作杆和覆盖义齿的丙烯酸基托，然后确定新义齿的垂直向和水平向位置关系。稳定且固位良好的基托可以更好地记录颌位关系。选择八角基台连接种植体和钛基底。卵圆形钛杆焊接于钛基底上，并选择金卡（图10）。

杆的安放要求包括：平行于颞下颌关节之间的连线、易于进行口腔卫生维护、不侵占舌活动空间、不影响排牙。灌注带有固位卡的丙烯酸义齿基托（图11和图12）。

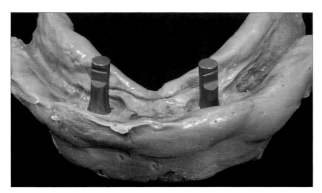

图8 种植体替代体连接于印模帽上

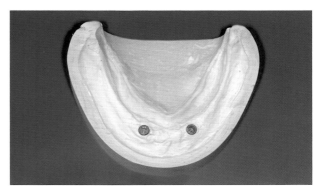

图9 带有替代体的石膏模型

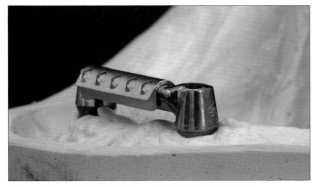

图10 位于工作模型上的杆，以及选定的固位卡长度

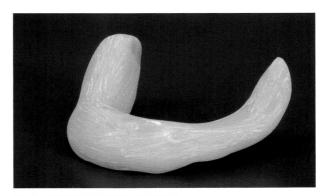

图11 覆盖义齿的最终丙烯酸基托

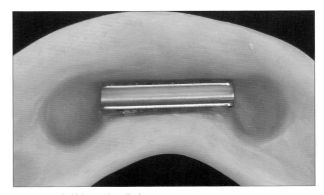

图12 义齿基托上的固位卡

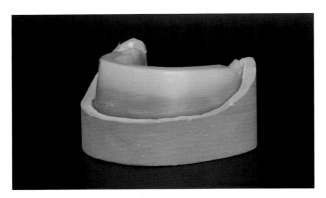

图13　义齿基托上的咬合蜡堤

殆堤安装在义齿基托上（图13）。

八角基台安装于患者口内的种植体上，用螺丝将杆固定于基台上（图14和图15）。

将双组分硅橡胶基托显示剂添加在固位卡的部位，就位于杆上，检查固位卡在杆上的就位（图16）。

在显示剂固化之后，取下义齿基托，证实杆和固位卡接触，而杆与丙烯酸基托无接触（图17）。

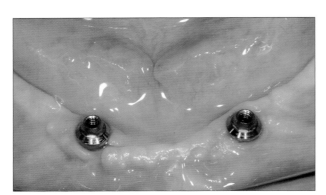

图14　八角基台安装于种植体上

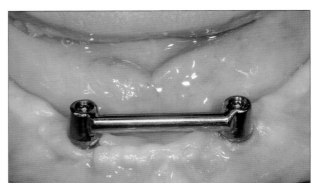

图15　钛杆焊接于基底上

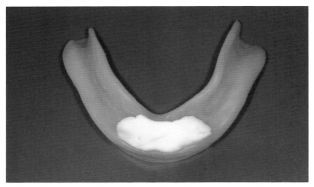

图16　将硅胶基托显示剂添加在固位卡的部位

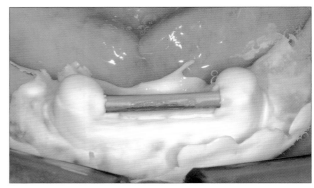

图17　检查杆与卡的连接

如果杆和丙烯酸基托存在接触，则必须缓冲接触区并重新检查就位。

用基托上的殆堤确定垂直距离与殆平面，记录颌位关系（图18和图19）。

试排牙完成后，在口内进行试戴并调改。义齿采用双侧平衡殆的舌向集中设计，并采用瓷牙修复（图20和图21）。

医生和患者均对试排牙表示满意，而上颌传统总义齿和下颌覆盖义齿将在技工室制作完成（图22）。

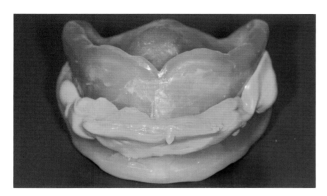

图18 殆堤的正面观

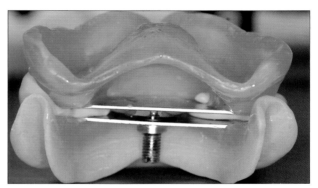

图19 颌位关系的后面观

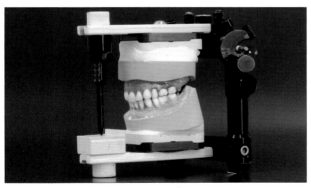

图20 上殆架试排牙

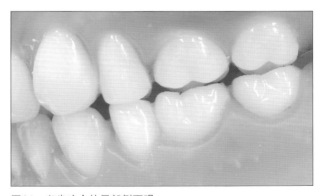

图21 义齿咬合的局部侧面观

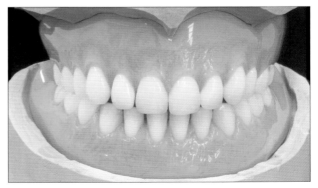

图22 殆架工作模型上的最终义齿

复诊戴入义齿时，安装八角基台，并用扭矩控制器拧紧至35N·cm。在基台上安装杆，拧紧殆向螺丝至15N·cm。戴入义齿之后，使用显示剂检查基托的适应性。之后，检查咬合与关节。如有必要，可以在此次复诊调整卡的固位力。指导患者如何摘戴覆盖义齿、清洁义齿和杆。戴用义齿几天之后，进行首次检查，拍摄种植体周围放射线片记录进入功能期时的种植体周围骨高度（图23和图24）。

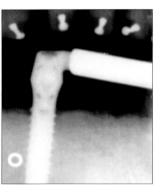
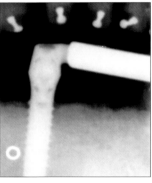

图23　戴用覆盖义齿时的根尖放射线片：右侧种植体

图24　戴用覆盖义齿时的根尖放射线片：左侧种植体24）。

随访

　　每年常规复诊。进行牙槽嵴和种植体周围检查，包括菌斑和牙石沉积、黏膜、龈沟深度和探诊出血等。义齿评价包括：义齿基托的适合性、咬合、义齿基托或人工牙的断裂以及固位卡的松动或断裂等。4年随访期间，患者对义齿的临床状况满意，种植体周围骨高度良好（图25和图26）。

　　4年期间无并发症，而且患者满意于下颌义齿的功能改善。

致谢

外科程序
Prof. G. M. Raghoebar － Groningen, Nether － lands

技工室程序
Gerrit van Dijk － Groningen, Netherlands

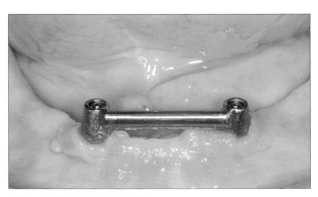

图25　行使功能4年之后的杆

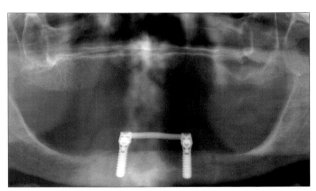

图26　行使功能4年之后的曲面体层放射线片

6.1.4　下颌植入6颗种植体的常规负荷，最终修复体为全牙弓金属烤瓷修复体

A. Boeckler, D. Morton

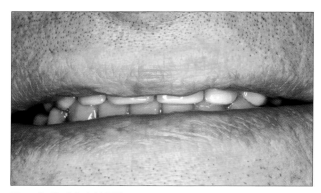

图1　初诊时患者的唇线

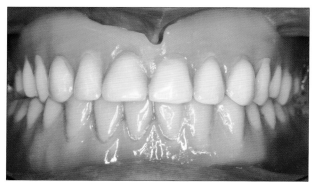

图2　初诊时的口内状态

68岁男性患者，上颌和下颌牙列缺失，因治疗评估和选择治疗方案而就诊。患者自述身体健康，未定期服用药物。缺牙病史接近12年，病因为牙周病和龋病。

患者主诉是义齿功能不佳，所关注的其他问题包括外观（图1）和希望知道预期的治疗效果。

患者将功能不佳归咎于他所描述的糟糕的下颌总义齿，尤其是义齿的稳定性与适应性较差。患者对上颌总义齿整体上是满意的，尽管认为适应性并不理想，但有足够的固位力、稳定性和对面部软组织的支撑（图2）。

口腔内评估显示上颌和下颌骨弓中度吸收。软组织均健康，无任何炎症和感染征象。下颌剩余牙槽嵴有充足的附着性角化黏膜（图3）。

戴着义齿检查时，可见咬合和美学缺陷。息止颌位时显示义齿的垂直距离不足。放射线评估证实牙槽嵴无病变。

为患者提供如下治疗选项：

治疗方案Ⅰ：上颌与下颌总义齿。

治疗方案Ⅱ：上颌总义齿，下颌为种植体支持的覆盖义齿。

治疗方案Ⅲ：上颌总义齿，下颌为种植体支持的固定修复体。

详细讨论每种治疗方案的优点和缺点之后，患者选择治疗方案Ⅲ：上颌总义齿，下颌为种植体支持的固定修复体。

用透明自凝甲基丙烯酸甲酯（PalaXpress Clear，Heraeus Kulzer，Hanau，Germany）复制患者现有的下颌义齿。在复制义齿中所期望的种植体位置上置入6个金属球（直径5mm），拍摄曲面体层放射线片（图4），确认在两侧颏孔间区有充分的骨高度。

随后用钻套管替换金属球，形成外科导板（图5）。

局麻下植入6颗种植体（Straumann常规颈标准种植体，直径4.1mm，长12mm），安装穿龈愈合帽（直径4.8mm，高1mm）。拍摄术后放射线片（图6）。

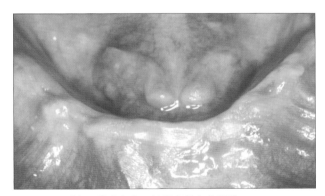

图3　下颌剩余牙槽嵴有充足的附着性角化黏膜

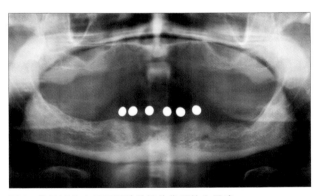

图4　放射线片上显示设计种植体位置的金属球

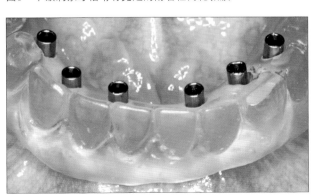

图5　外科导板

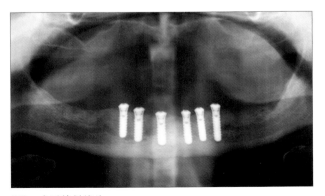

图6　术后放射线片

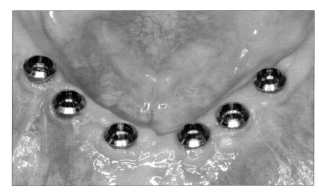

图7　取下愈合帽之后的种植体

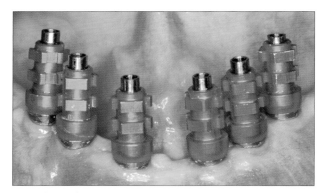

图8　安装八角印模帽

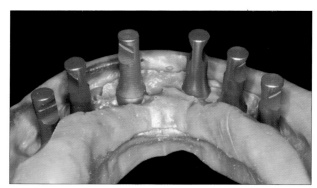

图9　聚醚印模

种植体愈合期为3个月。取下愈合帽，未见异常（图7）。用不可逆水胶体印模材（Tetrachrom，Kaniedenta，Herford，Germany）制取上颌与下颌初印模，制作印模帽能够穿出的开窗式下颌传统个性化印模托盘（DC Tray，Dental Central，Trittau，Germany）。安放八角印模帽（图8），用聚醚印模材（Impregum，3M Espe，Seefeld，Germany；图9）制取开窗式托盘印模（皮卡印模），初次记录颌位关系。用Ⅳ型牙科石膏（Unibase 300，dentona，Dortmund，Germany）灌制下颌模型。印模帽再次就位于下颌模型上，将钴铬合金（Triloy，Dentaurum，Ispringen，Germany）制作的支架安装在印模帽周围（图10）。

将模型上临时𬴂架，制作上颌与下颌义齿的丙烯酸树脂基托（DC Tray，Dental Central）。在下颌基托上开窗，以便终印模时能使印模帽同时包含在丙烯酸树脂印模中（图11）。

为使制作的修复体获得被动就位，在口腔内就位印模帽，用自凝聚丙烯酸甲酯（Pattern Resin，GC，Tokyo）将印模帽和个性化钴铬合金支架连为一体（图12）。

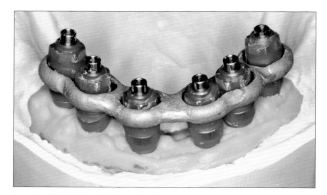

图10　钴铬合金支架安装于印模帽周围

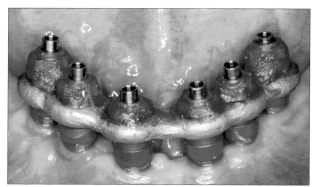

图11　准备制取含印模帽的终印模

将戴有丙烯酸堤的上颌与下颌基托作为个性化托盘（图12和图13），用聚醚印模材（Impregum，3M Espe）制取终印模，记录颌位关系（咬合记录，图14）。获得面弓记录（Artex，Amann Girrbach，Pforzheim，Germany），最终工作模型（Unibase 300，dentona）转移至半可调式𬌗架。

在上颌蜡堤（基托支持）上排牙（Vitapan ante－riors and posteriors，cuspiform，VITA Zahnfabrik，Bad Säckingen，Germany）。根据所设计的垂直距离和美学考虑，在塑料咬合记录的辅助下，形成下颌基托（图15）。

特别是要个性化排列上颌牙，满足患者的美学要求（图16）。经试戴，证明患者对排牙设计满意（图17）。

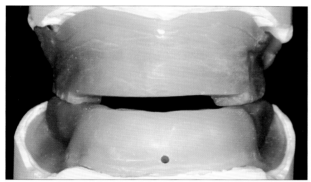

图12　戴有"蜡堤"的丙烯酸树脂基托，用于颌位记录

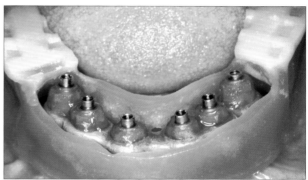

图13　基托用作个性化托盘

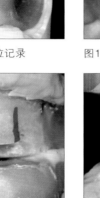

图14　用丙烯酸树脂基托做颌位记录

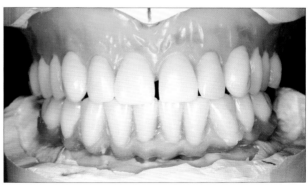

图15　排牙

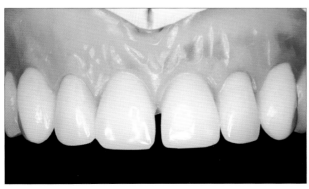

图16　上颌的个性化排牙

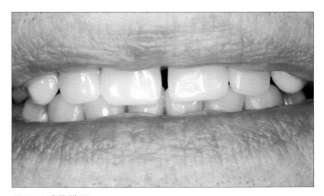

图17　试戴排牙

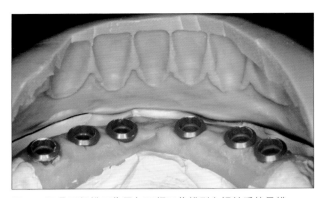

图18　记录下颌排牙位置与下颌工作模型之间关系的导模

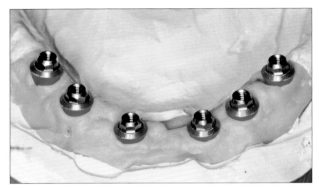

图19　基台安装于种植体替代体上

确认排牙之后，制作聚乙烯硅氧烷（alphasil perfect，Omicron，Lindlar，Germany）导模，在下颌工作模型上确定下颌牙的位置（图18）。

将基台（八角基台，高度1.5mm）安放于种植体替代体上（图19），为金属烤瓷固定修复体制作全冠蜡型（Finocrown，Fino，Bad Bocklet，Germany）。

用硅橡胶导模作参照，回切蜡型以提供理想的烤瓷空间（图20和图21）。

用高精度合金（DeguDent U，DeguDent，Hanau，Germany）铸造基底，在工作模型上确认密合就位，然后精修（图22和图23）。

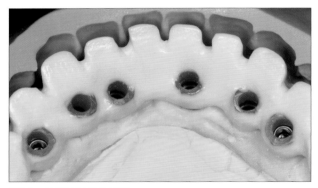

图20　蜡型回切的舌侧观

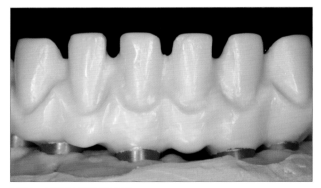

图21　蜡型回切的正面观

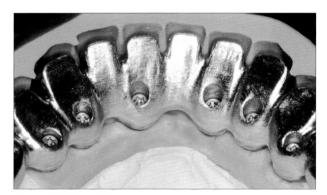

图22　铸造基底的舌侧观

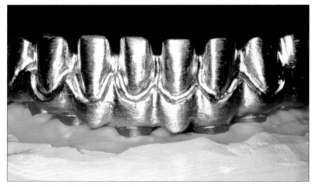

图23　铸造基底的正面观

口内评估金属铸造基底的被动就位和外形轮廓，结果满意（图24）。

最终的下颌金属烤瓷固定修复体与上颌义齿的牙位对应一致（Art i－motion，Debomed，Nien－hagen，Germany；图25）。

调改上颌与下颌义齿的最终美学外形，满足患者的要求（图26和图27）。

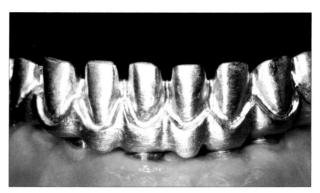

图24　铸造基底被动就位，外形轮廓适宜

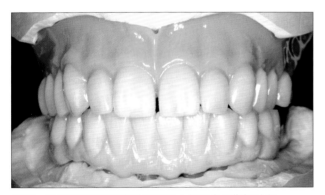

图25　最终下颌固定修复体和最终上颌义齿牙位相对应

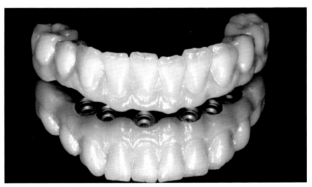

图26　轻微调改之后的下颌修复体

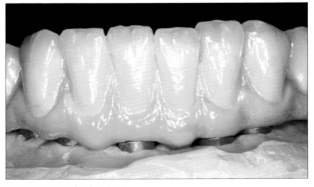

图27　下颌修复体局部观

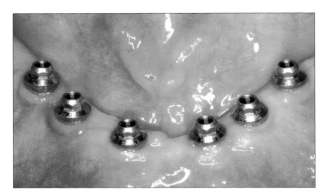

图28 高度1.5mm的八角基台就位

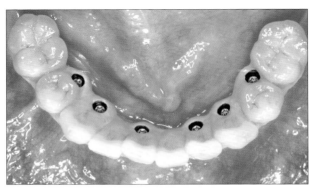

图29 下颌固定修复体的殆面观

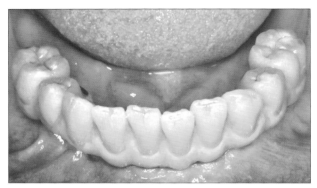

图30 下颌固定修复体的正面观

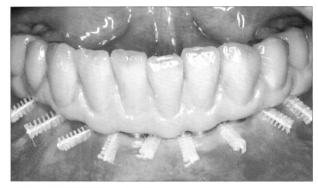

图31 牙间隙刷可进入的通路

上颌义齿得到患者的确认和认可之后，用聚甲基丙烯酸甲酯（Aesthetic autopolymer, Candulor, Wangen, Switzerland）进行处理，确定上颌义齿的最终牙位。

戴入义齿时，在每颗种植体上安放1.5mm高的八角基台，并用35N·cm扭矩拧紧（图28）。

将下颌金属烤瓷固定修复体就位，确认在口内被动就位和美学满意程度（图29和图30）。

同时也要确定获得卫生维护的通路，为其提供戴入义齿之后详细的口腔卫生指导（图31）。

调改上颌总义齿，获得义齿的适应性和边缘伸展（Pressure Indicator Paste, Keystone Europe, Wijchen, Netherlands）。再次制取咬合记录，在殆架上进行细微的咬合调改。然后将上颌总义齿戴入患者口内（图32）。患者对最终的美学和功能效果满意（图33和图34）。

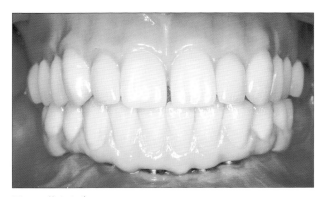

图32　戴入义齿

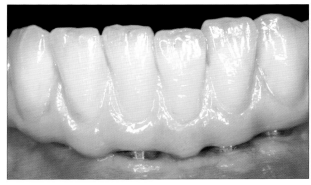

图33　下颌固定修复体的局部观

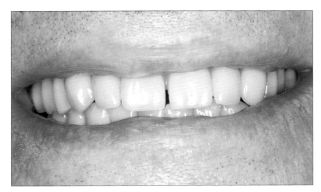

图34　戴入义齿后的唇线

患者每年定期复诊。5年之后，仍保持着满意的美学和功能效果，放射线片无异常所见（图35～图37）。

致谢

外科程序

Johannes Schubert Prof. Dr. Dr., Depart－ment of Oral and Maxillofacial Plastic Surgery, Martin Luther － University Hallo － Wittenberg － Halle (Saale), Germany

技工室程序

Andreas Senke, Master Dental Technician, Zahntechnik Xental － Grokugel, Germany

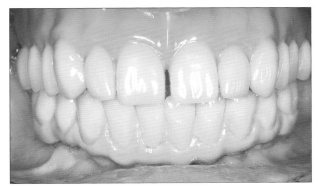

图35　5年复诊时的正面观

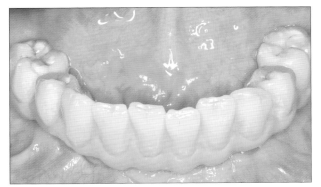

图36　5年复诊时的下颌固定修复体

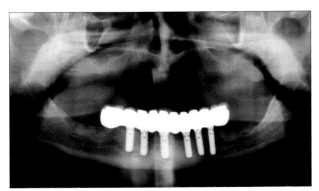

图37　5年复诊时的放射线片

6.1.5 无治疗价值的上颌牙列，分阶段植入8颗种植体早期负荷，最终修复体为全牙弓分段式固定修复体

L. Cordaro

分阶段的治疗方案可以使无治疗价值的牙列渐进性实现种植体支持的全牙弓修复体，而不必使用可摘临时修复体或使用即刻种植即刻负荷技术。

失败中的牙列通常是分阶段治疗的指征。

在另一方面，此牙列仍然还有剩余牙，但是难以作为全牙弓固定修复体的最终基牙，其原因通常归咎于进展性牙周病或失败的多单位固定修复体。

分阶段的治疗方案通常包含如下治疗步骤（表1）：

1. **牙周治疗**：必须在修复治疗之前消除活动性牙周袋。这是关键，因为存在活动性牙周病对软组织愈合和即刻种植是不安全的（图1a）。

2. **拔牙和戴入第一个过渡义齿**：使用常规技术在口内重衬，制作过渡性跨牙弓固定修复体。策略性拔除某些牙，预备余留牙作为加强型丙烯酸临时修复体的基牙。在此阶段，应用卵圆形桥体进行软组织成形，从而维持剩余基牙周围的唇侧软组织凸度。这样，就可以摘掉失败中的固定修复体。应该策略性地选择第一个临时修复阶段被保留的牙齿，以维持对临时修复体的支持。医生还应该考量未来种植体位点的骨质与骨量，以确保植入合适尺寸种植体的初始稳定性（图1b）。

表1 无治疗价值的牙列，种植体支持的全牙弓固定修复体分阶段治疗的时间表

阶段	治疗	上颌，时间（周）	下颌，时间（周）
1	初期的牙周治疗	—	—
2	拔牙，预备剩余牙作为基牙； 如需要，去除固定修复体	0	0
3	第一次植入种植体	3～6	3～6
4	第二次植入种植体（即刻种植）； 第一次植入的种植体负荷	11～14	6～9
5	第二次植入的种植体负荷；拔除剩余牙	19～22	12～18
6	标准修复阶段	23～26	16～22

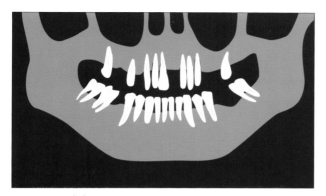

图1a　牙周治疗

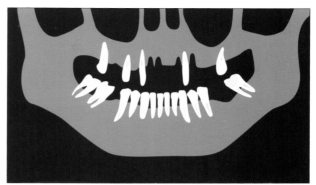

图1b　拔牙，戴入第一个临时修复体

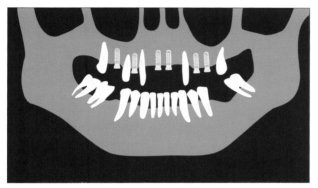

图1c　第一次种植体植入

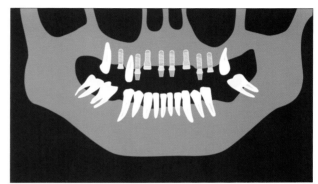

图1d　第一次植入的种植体负荷，第二次植入种植体

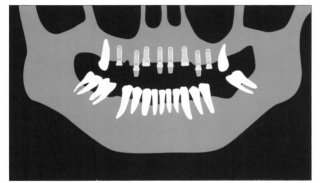

图1e　第二次植入的种植体负荷

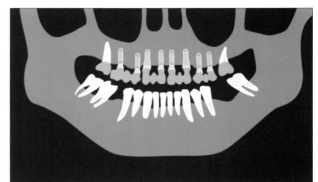

图1f　最终修复阶段

3．**第一次植入种植体**：在软组织愈合之后（3～6周），种植体植入拔牙位点或初诊时就存在的缺牙间隙中。采取最小翻瓣，种植体植入手术结束之后，略微调改第一个临时修复体，并重新戴入。为了有效地支持第一个临时固定修复体，依据临时保留的天然基牙可提供的支持，决定种植体数目和位置。此时，至少可以植入4颗种植体（图1c）。

4．**第一次植入的种植体负荷和第二次植入种植体**：SLA表面（大颗粒喷砂酸蚀表面）种植体（Straumann AG，Basel Switzerland）正常愈合期，即下颌6周、上颌8周之后，进行第二次手术。此次手术，在第一次植入的种植体上安装临时基台，同时拔除部分余留牙、即刻种植。仍然保留几颗天然基牙，与第一次植入的种植体混合支持第二个临时固定修复体。该治疗方法可以防止种植体过度负荷（图1d）。

5.　**第二次植入的种植体负荷**：在第二次植入的种植体愈合之后，拔除剩余牙。安装基台，准备进入最后治疗程序（图1e）。

6.　**最终修复阶段**：进行最终软组织成形、制取最终修复体的印模。最终基台大小和类型与临时基台有所不同。临时或最终修复体均可使用螺丝或粘接固位设计（图1f）。

以下病例演示了该治疗方案。

临床情况

女性患者，身体健康，吸烟（20支/日），口腔卫生差。主诉牙齿松动和咀嚼困难。

患者主要的期望是获得"切实可靠的固定修复体"。她也在意牙齿的过长和前倾，但是不想修复缺失的下颌牙齿。

初诊时，患者戴着左侧中切牙的可摘局部义齿。上颌双侧尖牙Ⅲ度松动，剩余的骨性支持不足1/3（图2~图6）。上颌右侧第一磨牙、尖牙、侧切牙和左侧侧切牙、尖牙、第二前磨牙存在深牙周袋（>6mm）。

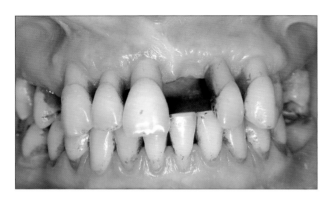

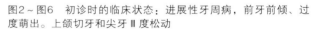

图2~图6　初诊时的临床状态：进展性牙周病，前牙前倾、过度萌出。上颌切牙和尖牙Ⅲ度松动

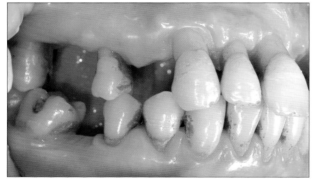

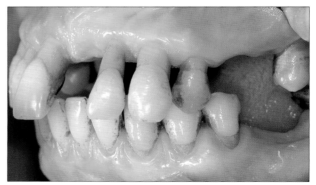

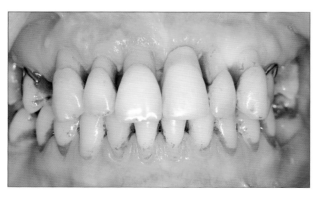

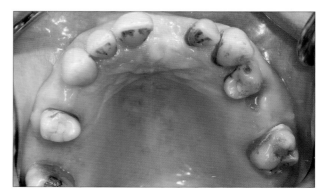

全部牙位的放射线检查（图7），确认了进展性牙周病的诊断。在上颌牙弓，不得不拔除右侧第一磨牙、剩余的切牙和左侧第二前磨牙（表2）。

告知患者可以用双侧第二磨牙与尖牙、右侧第二前磨牙和左侧第一前磨牙支持十四单位的全牙弓修复体。双侧尖牙表现为Ⅲ度松动和深牙周袋，需要进行牙周手术治疗。该保守治疗方案将包括牙周手术和用4颗稳定的基牙、2颗松动的基牙（上颌尖牙）支持修复体。

充分讨论之后，患者接受了如下治疗计划：拔除双侧第二磨牙之外的所有上颌牙齿，提供种植体支持的全牙弓修复体。

为了使整个治疗阶段均戴用临时固定修复体，建议分阶段的治疗方案。

这种方法是基于选择性拔牙的概念，保留部分剩余牙并进行预备，作为临时固定修复体的基牙。种植体植入缺牙间隙，无负荷愈合。

种植体发生骨结合之后，将通过临时固定修复体负荷。第二次植入种植体，拔除剩余牙齿，进入最终修复阶段。

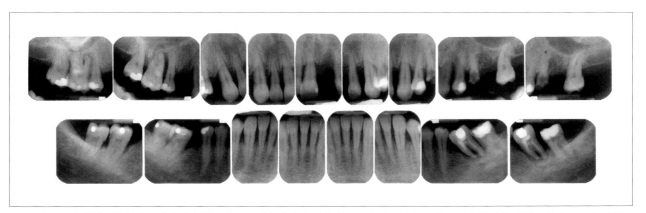

图7　全部牙位的放射线检查。上颌右侧第一磨牙、尖牙和切牙进展性牙周骨组织丧失。临床检查可见左侧第一前磨牙存在根分叉病变。左侧第二前磨牙存在继发龋，在初诊之前转诊医生已经先将其拔除

表2　剩余上颌牙齿的诊断

牙位	17	16	15	14	13	12	11	21	22	23	24	25	26	27
有问题		×			×	×	×		×	×		×		
可靠	×		×								×			×

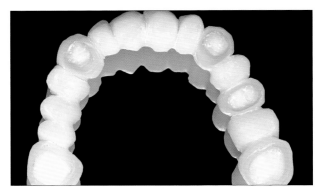

图8　准备重衬的丙烯酸临时修复体

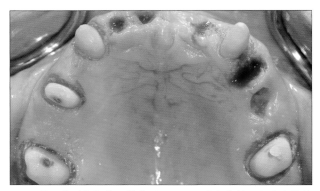

图9　戴入临时修复体之前的殆面观，已预备的基牙和空虚的拔牙窝

治疗步骤

初步牙周治疗之后，进入首次外科和修复阶段。拔除上颌切牙、左侧前磨牙和右侧第一磨牙。预备上颌预留牙，作为支持临时丙烯酸全牙弓修复体的基牙（图8和图9）。表3列出第一阶段拔除的牙齿。

在此阶段，由双侧第二磨牙、双侧尖牙和右侧第二前磨牙支持过渡修复体。

表3　第一阶段中计划拔除牙齿的诊断

牙位	17	16	15	14	13	12	11	21	22	23	24	25	26	27
有问题		×			×	×	×		×	×		×		
可靠	×		×								×			×
首次拔除		×				×	×		×		×	×		

拔牙6周之后，准备种植。口腔卫生已改善，双侧尖牙的松动度减少，可能是因为过渡修复体提供的跨牙弓稳定性所致（图10～图12）。在此阶段软组织完全覆盖拔牙窝。牙周组织得到改进，无活动性炎症征象。选择拔牙位点早期种植方案（Ⅱ型种植，基于2004年国际口腔种植学会（ITI）共识性论述）。

曲面体层放射线片显示牙槽嵴近远中向和垂直向距离理想，但是拔牙窝内只有少量的骨组织填充（图13）。

按照确定的治疗计划，准备在双侧中切牙、尖牙、第一前磨牙位点对称植入种植体。而在本阶段，仅在双侧中切牙、第一前磨牙和第一磨牙位点植入种植体。

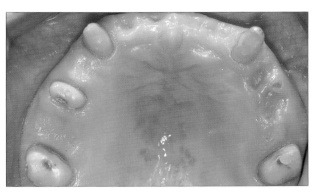

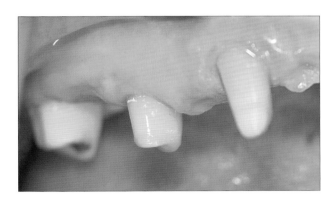

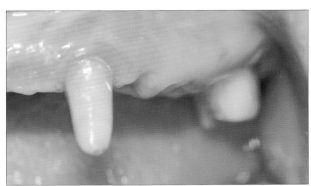

图10～图12　拔牙6周之后的临床状态

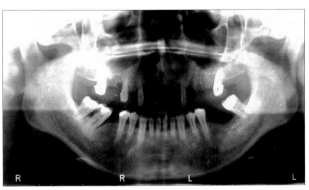

图13　种植体植入前（第一阶段）的曲面体层放射线片。清晰可见双侧前磨牙的骨组织支持不足，拔牙窝骨填充不完全

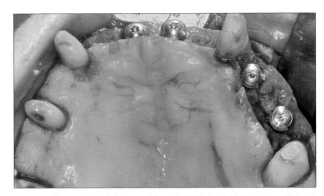

图14　前牙区和左侧后牙区植入种植体之后的𬌗面观，潜入式种植

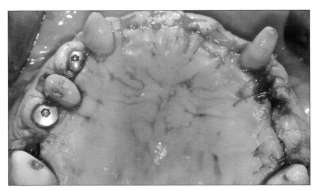

图15　第一次种植手术结束时的𬌗面观，右侧后牙区种植体穿黏膜愈合

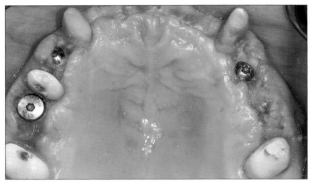

图16　种植手术10天之后，拆线后的𬌗面观

推迟尖牙位点的种植体植入，原因是要保留尖牙支持固定过渡修复体。

种植手术时进行最小翻瓣。术中暴露牙槽嵴极其重要，但要尽量使翻瓣范围最小化。在前牙区和左侧后牙区需要少量植骨，选择潜入性愈合，而在上颌右侧选择非潜入式愈合（图14和图15）。

服用抗生素5天（阿莫西林和克拉维酸1g，2次／日）。嘱患者葡萄糖酸氯己定溶液含漱，每天2次。无须限制咀嚼。

本病例植入了Straumann SLActive表面种植体（直径4.1mm）。

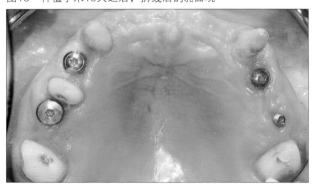

图17　拆线2周之后的𬌗面观，软组织愈合良好

拆线（术后10天；图16）和术后2周时（开始治疗10周之后；图17）检查软组织愈合。在此期间，患者一直戴用最初的临时固定修复体，修整修复体使组织无干扰愈合（图18）。在此阶段未进行软组织成形。该病例，患者使用葡萄糖酸氯己定含漱液过多，导致牙齿着色。

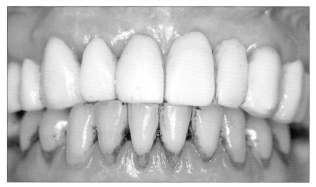

图18　在第一次植入的种植体愈合期间使用的牙支持的固定过渡修复体

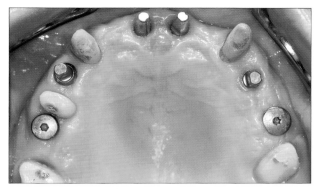

图19 第一次植入的种植体准备负荷时的𬌗面观。此阶段，使用最初的临时修复体，但需要调改，获得牙和种植体的混合支持

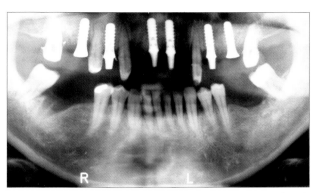

图20 第一次植入的种植体负荷时（拔牙11周之后）的曲面体层放射线片。正确的种植体位置和良好的骨-种植体接触

第一次植入的种植体植5周之后首次负荷（开始治疗11周之后）。软组织环切刀暴露中切牙位点的种植体颈部，将修复体粘接固位基台安放于中切牙和第一前磨牙位点的种植体上。在此阶段：第二磨牙提供后部的支持，而第一磨牙位点的种植体不需要负荷；仍然保留双侧尖牙；临时修复体由4颗天然牙和4颗种植体提供支持（图19）；软组织开始成形。

曲面体层放射线片显示种植体位置正确和骨结合形成（图20）。

随后的1周之内，完成最后的外科步骤。拔除尖牙，即刻种植[Ⅰ型种植，基于2004年国际口腔种植学会（ITI）共识性论述]，安放愈合帽，使无

负荷的种植体获得穿黏膜愈合。使用Straumann锥形（TE）种植体，其冠部的锥形设计减少了牙槽窝内壁和种植体体部之间的间隙。原则上，如果拔牙窝内种植体和骨壁之间的间隙<2mm，不需要进行骨移植。使用锥形种植体可以简化外科技术。

曲面体层放射线片（图21）显示在最后手术阶段植入尖牙位点的种植体。此阶段，4颗种植体负荷，其余4颗种植体未负荷、无干扰性愈合。

术后用药与第一次手术相同。患者希望推迟2周再拔除右侧第二前磨牙。最终拔牙与第二次种植拆线同期进行（图22）。此阶段，继续进行软组织成形。

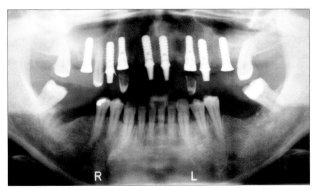

图21 第二次植入种植体之后的曲面体层放射线片。拔除双侧尖牙后即刻植入锥形种植体

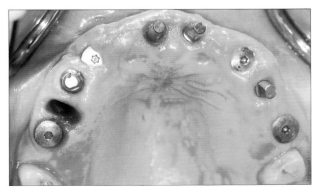

图22 第二次种植拆线时的𬌗面观。左侧第二前磨牙被推迟至现在拔除。由4颗种植体和2颗天然牙支持临时修复体，直到戴入最终修复体

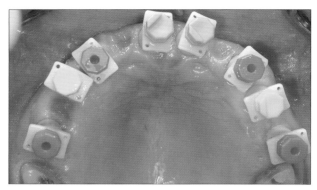

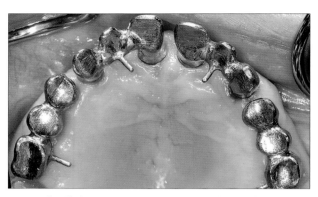

图23　软组织成熟后制取印模。殆面观显示所使用的咔嗒印模帽（红色八角印模帽为种植体水平印模帽，黄色为4mm和灰色为5.5mm的修复体粘接固位的实心基台印模帽）。桥体区获得良好的软组织成形

图24　试戴基底时的殆面观，显示出最终修复体设计：每2颗种植体分别支持4个独立的三单位修复体，双侧第二磨牙由2个单冠修复

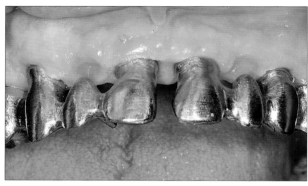

图25　该修复理念有利于被动性精确就位，并且易于将来的维护

最后的种植体植入4周之后（第一次种植体植入16周之后），软组织已经愈合，制取印模。

此病例植入的种植体平行度良好，所以制取未负荷种植体的种植体水平和已负荷种植体的基台水平（双侧中切牙和第一前磨牙）印模。使用咔嗒印模帽制取印模，而没有必要取下用于临时修复体的基台（图23）。

制作4个三单位修复体，有利于精确被动就位和易于将来的维护。用2个单冠修复上颌双侧第二磨牙。第一次试戴基底（图24和图25）。

在此阶段（第一次植入种植体18周之后），软组织愈合良好，最后戴入最终修复体（图26和图27）。

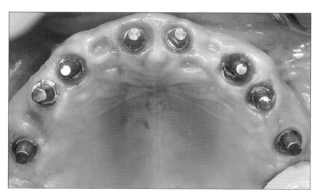

图26　戴入最终修复体时基台和软组织的殆面观

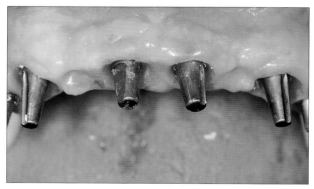

图27　戴入最终修复体时基台和软组织的正面观，软组织成形已完成

种植体植入19周之后、开始治疗25周之后，戴入最终修复体（图28a～d）。前牙的穿龈轮廓和深覆𬌗得以矫正。牙冠的大小合适，修复体稳定、易于维护。如果以后发生并发症，可进行分段治疗而不需要重新制作整个修复体（图29）。

致谢

技工室程序
Paolo Giovanni - Roma，Italy

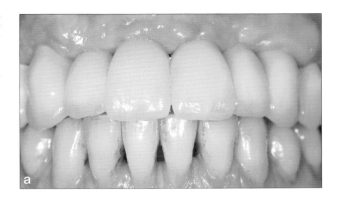

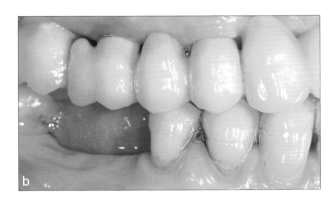

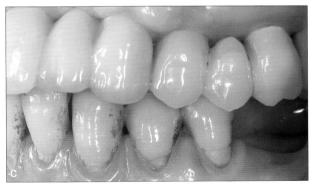

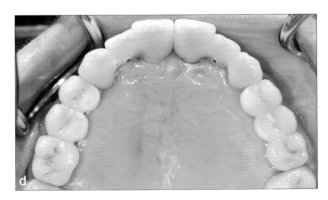

图28a～d　最终金属烤瓷修复体

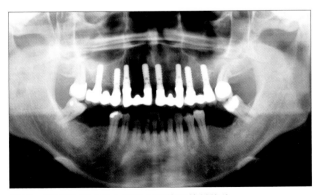

图29　完成治疗18周之后的曲面体层放射线片

6.1.6 上颌植入8颗种植体常规负荷，最终修复体为全牙弓金瓷固定修复体

M. Chiapasco

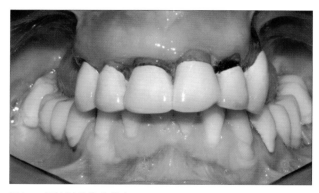

图1a 初诊时的临床状态

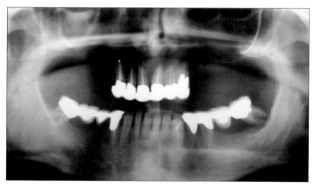

图1b 初诊时的放射线检查

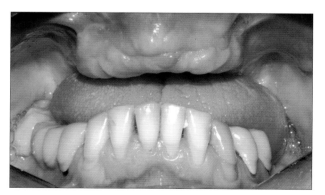

图2 拔除上颌牙和下颌第二磨牙之后的临床状态

35岁高加索女性患者，患有涉及上颌与下颌牙列的进展性牙周病，转诊前来评估。

患者不吸烟、身体健康，要求治疗复发性牙周脓肿、牙齿松动、咀嚼不适，以及用固定修复体修复缺失牙以改善咀嚼和美观。

所有剩余的上颌牙都表现为菌斑沉积、深牙周袋、探诊出血和Ⅲ度松动，评估结果为无治疗价值。牙周治疗之后，除下颌左侧第二磨牙之外的所有下颌剩余牙均可保存（图1a，b）。

初步治疗计划包括：拔除剩余的上颌牙和下颌左侧第二磨牙，应用可摘义齿暂时修复上颌，治疗剩余下颌牙的牙周病。

拔牙后的口内检查（图2）和初诊时的曲面体层放射线片显示，上颌牙槽嵴严重萎缩并伴有双侧上颌窦扩大。CT扫描，评估剩余骨量以设计种植体支持的修复体。

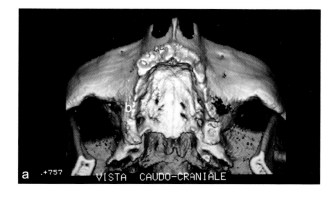

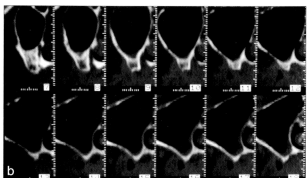

CT扫描确认上颌骨弓在三维度上严重萎缩。水平向和垂直向骨吸收并伴有上颌窦腔扩大（整个牙弓的牙槽嵴宽度<3mm，上颌后部的牙槽嵴高度<2mm），无法植入种植体（图3a～c）。

因为患者拒绝任何类型的可摘修复体治疗，所以治疗计划只能提供种植体支持的固定修复体。为了设计以修复体为导向的骨重建，在石膏模型上制作蜡型和术前模板，确定将来上颌牙列的理想位置（图4a，b）。

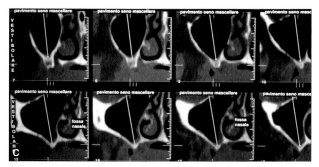

图3a～c　CT扫描和三维重建确定上颌牙槽嵴严重吸收，上颌前部与后部均难以植入种植体

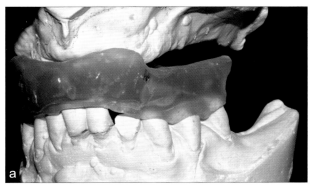

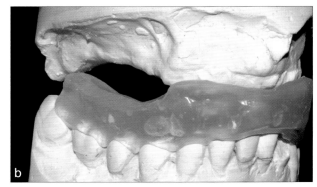

图4a，b　术前计划：术前模板明确显示垂直向和水平向的差异，用于引导骨重建

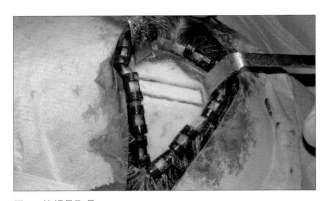

图5 从颅骨取骨

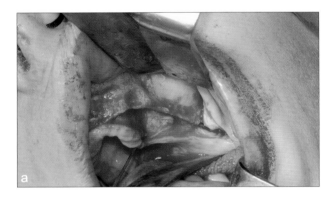

垂直向和水平向颌位关系异常、上颌窦腔扩大和骨量不足，明确显示治疗方案应该是从口腔外部取自体骨进行外置法和内置法移植、三维重建。该治疗方案将依据以修复体为导向的治疗计划，重建合适的颌位关系，为种植体植入提供充足的骨量。治疗计划也包括在下颌使用新的牙支持的修复体和种植体支持的左侧第一和第二磨牙的修复体。

全身麻醉下进行重建外科手术，从颅骨和髂前上棘取块状骨联合移植（图5）。正确的塑形和固定骨块，确保了移植骨和受植床之间为最大面积的骨接触（图6a～c）。无张力缝合瓣对于无干扰愈合非常重要（图7）。

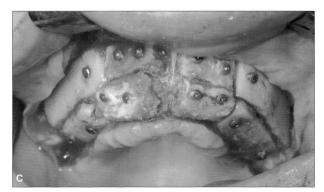

图6a～c 植入取自颅骨和髂嵴的骨块，螺丝固定，重建充足骨量

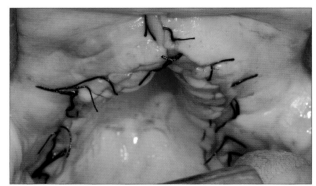

图7 松弛骨膜之后的无张力缝合对于无干扰愈合非常重要

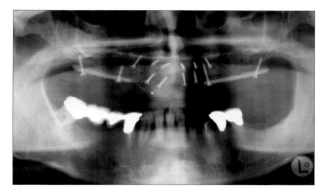

图8　术后曲面体层放射线片，显示上颌骨的三维重建

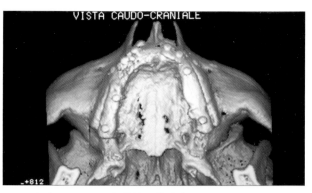

图9　术后CT，显示上颌骨的三维重建

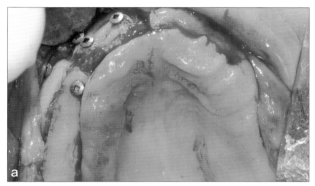

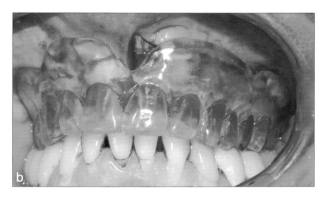

图10a～c　愈合5个月之后，再次手术。在外科导板的引导下，依据以修复体为导向的原则确定种植体位置

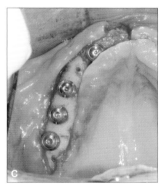

骨重建之后再次拍摄曲面体层放射线片和CT扫描（图8和图9）。

术后8周之内不戴可摘义齿。之后，可以戴入用软衬材料重衬后的新临时义齿。

无干扰愈合5个月之后，基于新的解剖状态，制取印模，通过蜡型制作外科导板。导板包含12颗牙，每个牙位都有直径为3mm的孔，种植窝预备时引导钻的方向。尽管计划最多植入8颗种植体，但在导板所有的牙位都制作了引导钻的孔，允许在重建的上颌骨选择最佳种植位点。

参照外科导板，在上颌植入8颗Straumann种植体（常规颈美学种植体，直径4.1mm和3.3mm），潜入式愈合。种植体植入位置为双侧第一磨牙、第一前磨牙和侧切牙位点以及右侧尖牙和左侧第二前磨牙位点（图10和图11）。

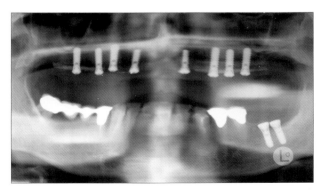

图11　种植体植入后的曲面体层放射线片，显示种植体合理分布

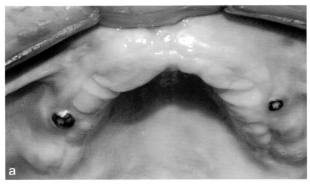

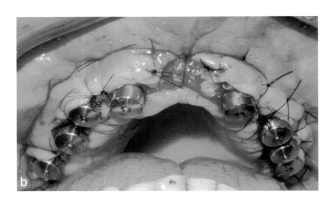

图12a，b　再愈合3个月之后，暴露种植体，安放穿黏膜愈合帽

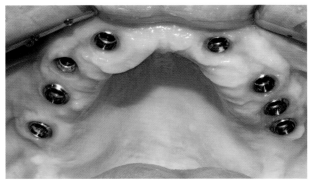

图13　二期手术3周之后、制取印模之前的软组织愈合状态

3个月之后，暴露种植体，安放4.5mm高的穿黏膜愈合帽。利用腭侧的断层瓣向颊侧转移，矫正颊侧缺乏的角化黏膜（图12a，b）。

再经过3周的愈合期之后（图13），上颌戴入螺丝固位的临时固定修复体。为了确定新的、正确的殆型（图14），下颌也进行了临时修复。临时固定修复对骨移植患者是重要的，因为它逐渐提高移植骨的负荷。在临时修复阶段，可以确认美学和发音，并可记录患者要求的一些改变。

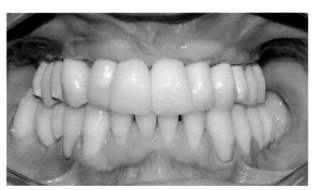

图14　螺丝固位临时固定修复体的临床状况。在下颌，也戴入天然牙支持的临时修复体，重建正确的殆关系

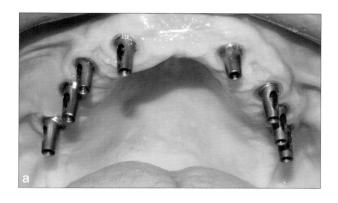

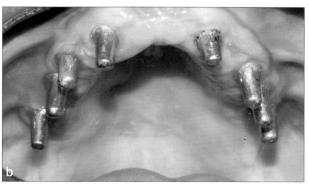

临时修复3个月之后，开始最终修复。选择八角直基台和15°角度基台共计 8 个，支持一体式粘接固位基底。金沉积基底作为种植体基台和金瓷修复体之间的中间结构，以利于获得充分的被动就位。金沉积基底通过双固化粘接剂与金瓷修复体粘接固位，用临时粘接剂将含有金沉积基底的金瓷修复体粘接到种植体基台上（图15a～c）。

在下颌也戴入牙支持和种植体支持的最终修复体（图16a，b和图17）。

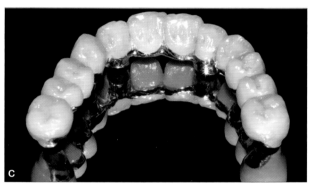

图15a～c　最终八角基台螺丝固位于种植体上。金沉积基底作为种植体基台和修复体之间的中间结构，以获得被动就位。准备戴入的一体式金瓷修复体

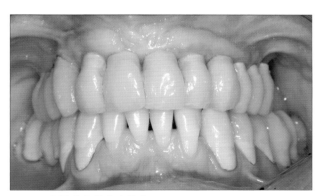

图16a　最终修复的临床状态

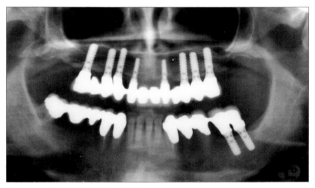

图16b　最终修复的放射线片

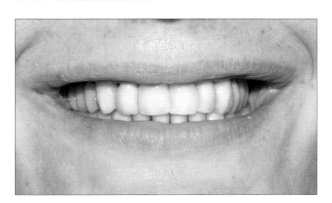

图17　患者微笑的口外观

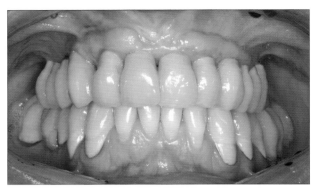

图18a 手术3年之后的临床状态

计划每隔4个月复诊和专业的口腔卫生维护，每年1次放射线对照检查（图18a，b）。

致谢

修复程序
Dr. Claudio Gatti － Milan, Italy

技工室程序
Sandro Bertoglio and Gianni Zibetti － BustoArsizio, Varese, Italy

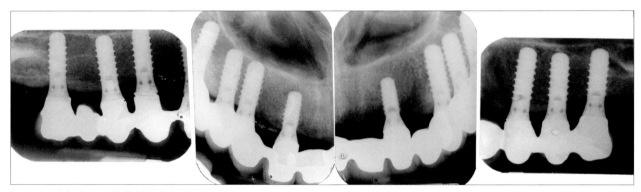

图18b 手术3年之后的放射线片

6.2 即刻负荷

6.2.1 下颌植入2颗种植体即刻负荷，最终修复体为杆支持的覆盖义齿

G. T. Stoker

56岁女性患者，由于下颌义齿的固位问题转诊来诊所。患者佩戴总义齿超过33年，现在佩戴的是5年前制作的第6副传统总义齿。12年前，口腔外科医生为患者下颌双侧颏孔间区域施行了皮肤移植的前庭成形术。

曲面体层放射线片（图1）与侧位头影测量放射线片（图2）显示了下颌牙槽嵴的萎缩情况。下颌骨属于Cawood Ⅳ类骨，在颏孔间的下颌骨高度为15mm。

患者下颌的附着黏膜狭窄，降低了常规义齿的固位力（图3）。

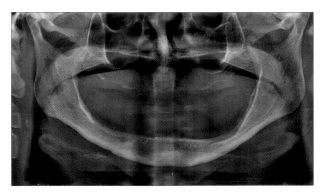

图1 初诊时的曲面体层放射线片

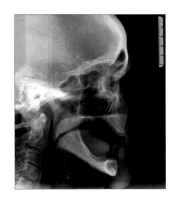

图2 初诊时的侧位头影测量放射线片

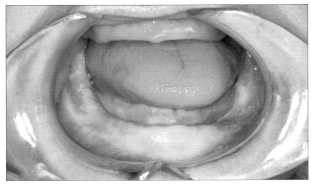

图3 下颌口内观

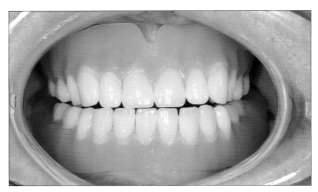

图4 试戴新制作的传统总义齿，检查被动就位、美学、语音、咬合等

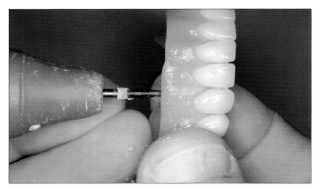

图5 从组织面的最凹陷处开始钻孔

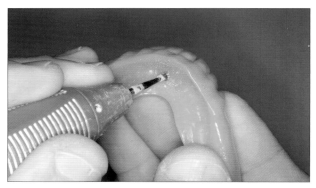

图6 钻孔的方向垂直于𬌗面

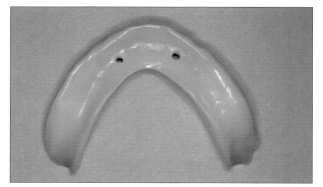

图7 用作外科导板的下颌义齿的组织面

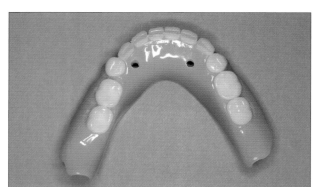

图8 用作外科导板的下颌义齿的𬌗面

治疗计划包括：植入2颗种植体、用杆相互连接，用下颌的最终覆盖义齿即刻负荷；上颌则适合进行传统的总义齿修复。计划在2颗种植体植入后即刻功能性负荷，必须在手术前制作一副下颌义齿。按照传统方法制作上颌与下颌总义齿，并具备理想的就位、平衡𬌗和咬合。在种植体植入前，试戴新制作的义齿，检查就位、美学、语音与咬合等（图4）。在手术前，患者并不佩戴此新义齿。

在外科手术前，在下颌义齿钻2个孔，标示准备植入种植体的位置。按照下颌两侧侧切牙与尖牙邻面接触点确定种植体的位置。用直径2mm的球钻从下颌义齿（图5）组织面最凹陷处钻穿义齿，钻孔方向与𬌗平面相垂直（图6）。图7与图8为用作外科导板的下颌义齿的组织面与𬌗面。

预约患者第2天早上就诊，为技工室提供充分的技术操作时间，如焊接杆和在下颌义齿上安装卡。图9显示下颌牙槽嵴萎缩。

双侧颏孔间区局部麻醉。戴入下颌义齿，双侧手指按压，确保就位。经义齿上的孔，用球钻在下颌骨上制备2个深度为2mm的穿黏膜的中心定点（图10a～c）。

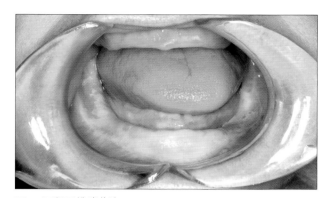

图9　下颌牙槽嵴萎缩

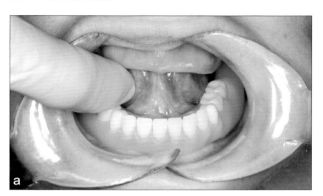

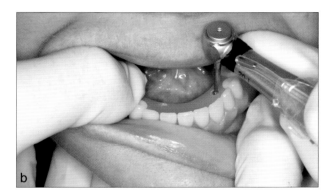

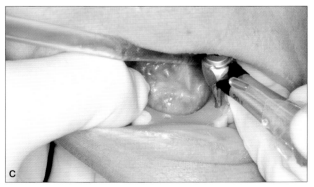

图10a～c　制备穿黏膜的中心定点

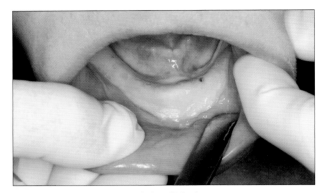

图11 取出义齿后，可见黏膜上的备孔

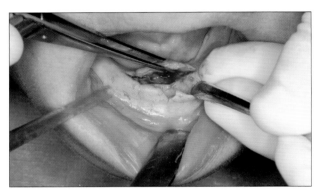

图12 牙槽嵴顶的中心定点

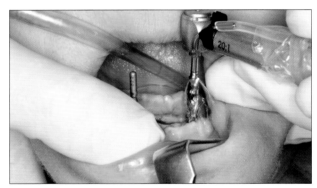

图13 中心定点决定了种植体的穿龈位置

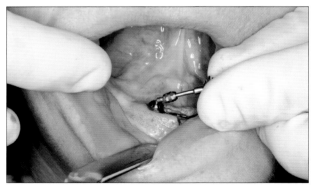

图15 安放高1.5mm的双八角（synOcta）基台

将义齿从口内取出后，可见黏膜上的备孔（图11），然后进入常规性外科程序：做牙槽嵴顶切口，翻黏骨膜瓣。

在牙槽嵴顶可见中心定点（图12）。

如有需要，术者可调整种植窝预备的角度，以顾及下颌的任何倒凹。但是，中心定点决定了种植体的穿龈位置（图13）。

植入2颗Straumann SLActive常规颈种植体（直径4.1mm，长12mm），最终扭矩超过35N·cm（图14）。

种植体植入后，直接旋入高1.5mm的双八角（synOcta）基台，旋紧至扭矩25N·cm（图15和图16）。用5-0缝线（Seralon）缝合、关闭创口。

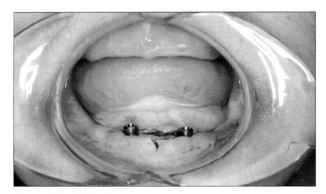

图14 植入后的种植体

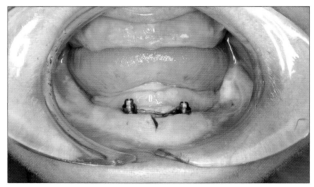

图16 双侧基台就位

在基台上安放印模帽，用下颌义齿作为托盘制取印模（图17）。

在外科操作阶段，对基台和印模帽进行消毒、备用。从下颌义齿的组织面扩大定位孔，为印模帽预留足够的空间（图18）。

在口腔内检查义齿，确保义齿与印模帽无干扰（图19）。

下颌义齿与新的上颌义齿完全咬合制取印模，类似于重衬技术（图20～图22）。

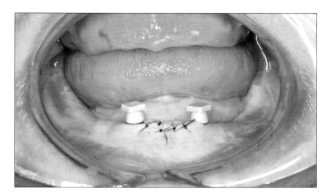

图17　印模帽安放于种植体与基台上

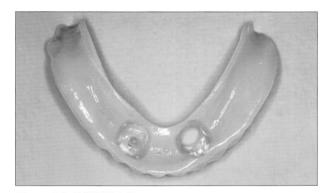

图18　为印模帽预留空间

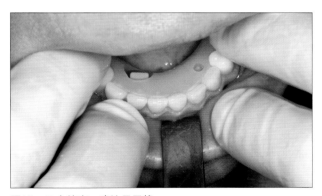

图19　口内检查，确认无干扰

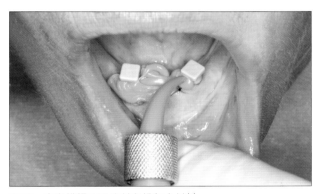

图20　在印模帽周围注射印模复合材料

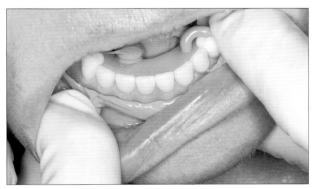

图21　用下颌义齿作为印模托盘。最后，在基台上安放保护帽，患者离诊

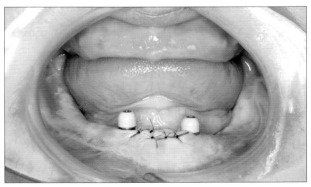

图22　两侧基台上安放的保护帽

将印模送至技工室，焊接卵圆形多尔德杆、在下颌义齿内安装固位卡。同时，也要进行下颌义齿重衬。已经按照标准调节了固位卡（图23和图24）。

患者在当日晚些时候复诊，安装杆、戴入下颌覆盖义齿和上颌义齿（图25～图27）。

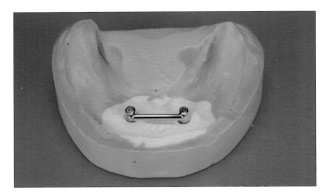

图23　多尔德杆

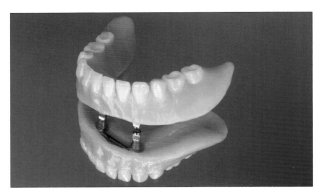

图24　固位卡位于义齿的组织面

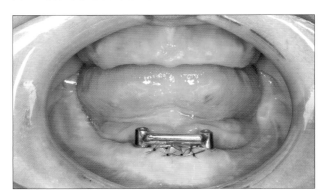

图25　多尔德杆就位之后

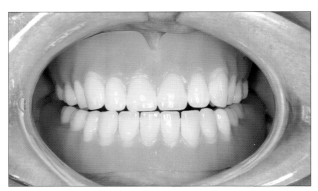

图26　全口的正面观

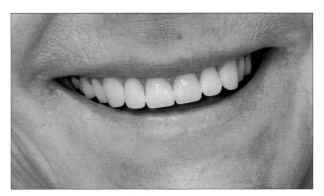

图27　患者戴牙之后的微笑像

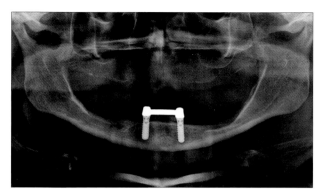

图28 术后曲面体层放射线片

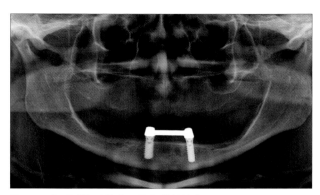

图29 2年后随访时的曲面体层放射线片

告知患者当天晚上不要取下覆盖义齿。允许患者戴用覆盖义齿进食,但是要避免在最初2周咬硬物。无其他医嘱。第2天,患者复诊,将覆盖义齿取下清洗,并用水清洁口腔。教会患者如何摘戴下颌覆盖义齿。嘱患者用0.12%葡萄糖酸氯己定溶液漱口5天,每天4次。术后2周拆线并拍摄曲面体层放射线片(图28)。

首次复查安排在手术与戴入覆盖义齿3个月之后,以后每年复查。2年后随访的曲面体层放射线片显示良好的种植体骨结合、稳定的种植体周围骨高度(图29)。

致谢

修复程序

G.T. Stoker

技工室程序

Rene van der Gaag and Wesley Bouman, Master Dental Technicians – Bouman Tand – techniek Spijkenisse, Netherlands

6.2.2 下颌植入4颗种植体即刻负荷，最终修复体为全牙弓金属基底固定修复体

P. Tortamano, M. S. Bello-Silva, L. O. A. Camargo

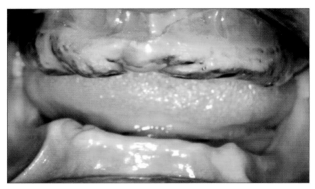

图1 初诊时的临床状态。上颌与下颌牙列缺失，需要美学与功能修复

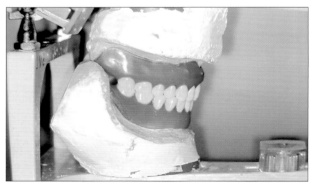

图2 使用半可调式Whip-Mix殆架，在聚丙烯基托上试排牙

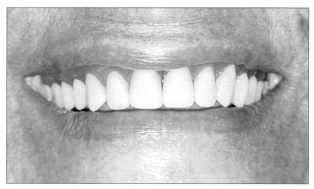

图3 试戴上颌与下颌义齿，确认美学、功能与语音

65岁牙列缺失的女性患者，为解决义齿的美观与功能转诊到本诊所。

患者戴有不合适的上颌与下颌总义齿，垂直距离不足，且磨耗过度。临床检查与既往史显示无局部或全身禁忌证，无夜磨牙症状，无吸烟习惯。治疗建议：下颌双侧颏孔间区域植入种植体，并用最终固定修复体即刻负荷；由于上颌骨结构可提供满意的固位，且患者的经济条件不允许采用种植体支持的修复体，所以上颌适合于黏膜支持的总义齿（图1）。

术前程序

进行术前准备程序，建立患者的功能参数以制作修复体。使用半可调式Whip－Mix殆架（Bio Art），在聚丙烯基托（Bio Art, São Carlos, Brazil）上排入工牙（Trilux, Dental Vipi, Pirassununga, Brazil）。随后，为制作总义齿的所有常规准备步骤（图2）。记录患者的功能参数，如正中关系、垂直距离、比色、人工牙位置与排列、补偿曲线以及殆型等。传统的上颌总义齿采用同样的标准。试戴排牙蜡型，检查美学、功能和语音参数（图3）。

用丙烯酸树脂复制下颌试排牙，作为外科导板。制作导板时，用石膏模型（Herodent, Vigodent, Rio de Janeiro, Brazil）代替上颌义齿，放上聚缩型硅橡胶（Zetalabor, Zhermack, Badia Polesine, Italy），逐渐关闭殆架，未聚合的硅橡胶贴紧下颌义齿的牙面，直到到达预先设定好的垂直距离（依靠切导针的限定），获得印模。硅橡胶印模记录了下颌牙的形态、位置和垂直向颌间距离。

种植体植入

术前12小时，患者服用500mg阿莫西林（Amoxil, Glaxo-SmithKline, London, UnitedKingdom）与50mg罗非昔布（Vioxx, Merck,Whitehouse Station, USA）。手术在局麻下进行。在外科导板的辅助下，双侧颏孔间区植入4颗Straumann标准种植体（直径4.1mm，长10mm，常规颈修复平台直径4.8mm）（图4~图6）。通常此区域的骨质较好，即刻负荷或延期负荷的成功率都较高。使用动度仪（Siemens, Bensheim, Germany）测量每颗种植体的初始稳定性。

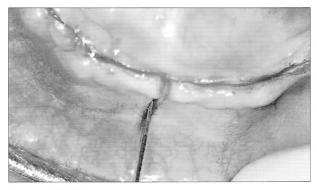
图4　下颌黏膜切口

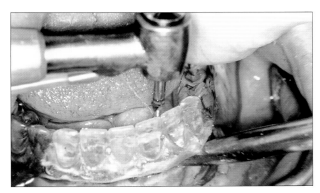
图5　戴入外科导板，引导种植窝预备

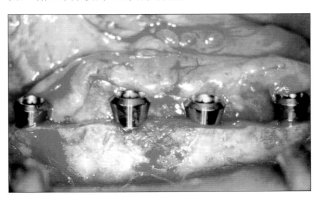
图6a　下颌颏孔间区域4颗种植体的唇侧观

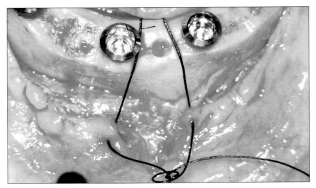
图6b　下颌颏孔间区域种植体的殆面观

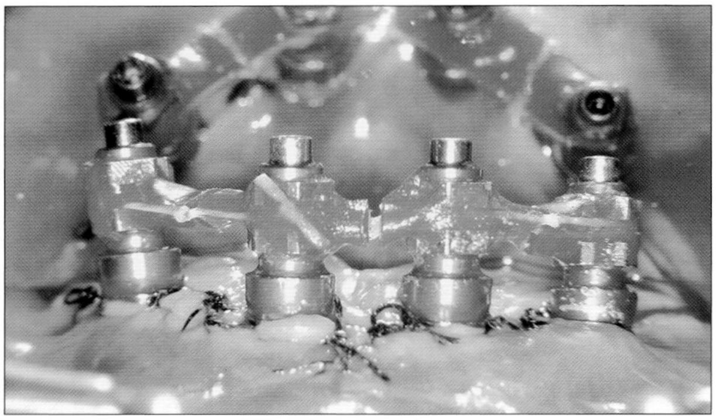

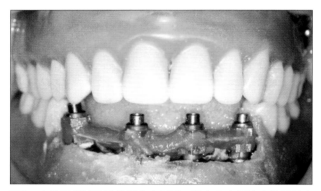

图7 将印模帽螺丝固位于种植体上，用牙线和丙烯酸树脂连接。在相邻种植体之间将树脂连接断开以补偿收缩

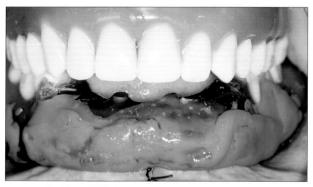

图8 去除下颌试排牙的部分人工牙，戴入口内后检查是否存在干扰

图9 牙槽嵴与种植体的功能性印模，保留之前建立的颌位关系

终印模

获得了初始稳定性，制取印模并灌制工作模型。用自固化丙烯酸树脂（Pattern Resin, GC America, Alsip, IL, USA）连接4个印模帽。树脂固化之后，在相邻种植体之间将树脂连接断开，然后再用相同的树脂重新连接，以补偿材料收缩所引起的张力（图7）。

将下颌试排牙在种植体区域的人工牙和部分聚丙烯基托去除，目的是暴露由树脂连接的印模帽（图8）。保留所去除人工牙的基托边缘，确保试排牙维持稳定。将试排牙安放在牙槽嵴上，确认印模帽不受基托的任何干扰。然后，在树脂连接的印模帽下方注射流动性缩聚型硅橡胶（Xantopren, Heraeus Kulzer, Hanau, Germany），将大量相同的硅橡胶注入作为个别托盘的聚丙烯基托的组织面（图9）。

将盛有印模材的义齿基托／托盘安放于牙槽嵴上，并确保印模帽与托盘之间无干扰。要求患者将牙位保持在预先建立的接触位，并一直维持到印模材完成聚合。

随后，将印模帽从种植体上旋松，从口内取出印模。在印模帽上旋入种植体替代体，用 Velmix Ⅳ型石膏（Kerr, Orange, CA, USA）灌注工作模型（图10）。将此工作模型与带有硅橡胶导模的上颌石膏模型对位，用黏蜡将木棍固定于模型上以维持颌位。然后，将其安装到𬌗架底座上（图11）。

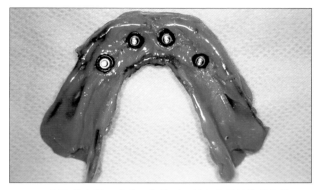

图10a　制取的印模，灌注工作模型之前安装种植体替代体

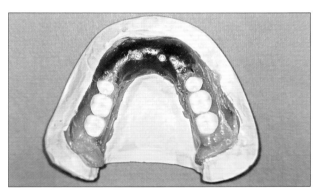

图10b　印模仍然在已灌注的工作模型上

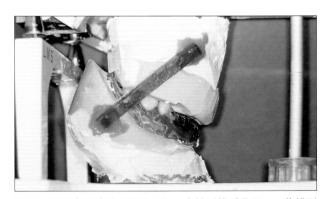

图11　在带有硅橡胶导模的上颌石膏模型的引导下，工作模型被安放于𬌗架底座上

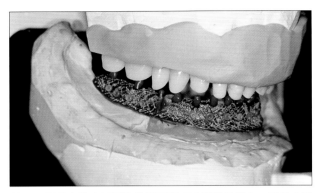

图12　下颌义齿人工牙连接于石膏／硅橡胶导模上，引导金属基底蜡型的制作

最终修复体

从工作模型上将整个基托去除，将下颌人工牙就位于石膏／硅橡胶导模上，制作金属基底的蜡型（图12）。铸造金属基底，在工作模型上就位，然后在口内试戴，检验就位（图13）。

将连接于石膏／硅橡胶导模上的下颌义齿的人工牙排列在金属基底上，并用蜡固定（图14）。在口内戴入上颌试排牙和带有人工牙的下颌支架，确认接触、垂直距离和美学效果后，制取上颌牙弓的功能性印模。在手术后48小时之内，制作完成并戴入上颌与下颌最终修复体（图15）。

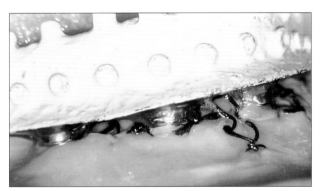

图13　金属基底在口内就位，与种植体的密合性良好

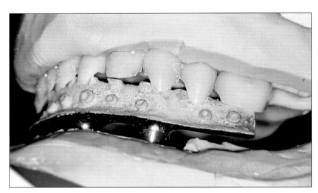

图14　通过上颌石膏／硅橡胶导模排列的下颌义齿人工牙就位于基底上

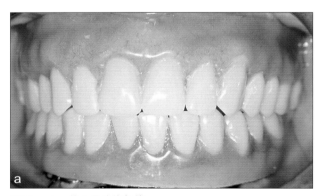

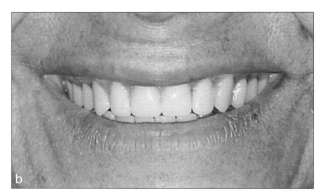

图15a，b　戴入最终修复体

10天后，在不取下修复体的情况下拆除缝线。90天后，取下下颌修复体，按照制造商所建议的扭矩旋紧基台（图16）。

术后随访

在随后的每月临床检查时，取下修复体检查种植体，确认种植体无松动、无疼痛、无异物感／感觉迟钝、无种植体周围出血和化脓性感染。在第6个月、12个月和24个月，拍摄常规放射线片，检查种植体周围的放射线透射区（图17a～c）。

3个月后，无种植体脱落（存留率100％）。除了术后短期观察到有轻度的水肿和炎症外，在其余随访阶段均无疼痛以及伴有或不伴有化脓性种植体周围感染或炎症等症状或体征。24个月后4颗种植体均无脱落，因此，获得100％的成功率。随访时，也观察到修复体与修复部件完好无损。

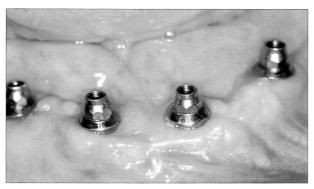

图16　种植体负荷90天时的临床状况

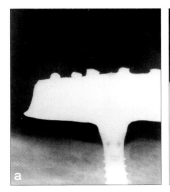
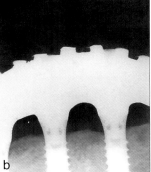
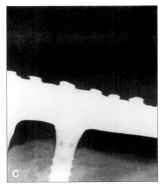

图17a～c　种植体植入24个月之后的放射线片

本技术的成功与精细的操作密切相关。和延期负荷的修复体一样，即刻负荷的修复体必须提供最大程度的被动就位、充足的咬合间距以及可减少对骨组织物理性刺激的坚固基底，尤其在种植体愈合阶段。此外，这些修复体决不能忽视牙列缺失患者的重要需求，如美学、正中关系、垂直向颌间距离和唇支撑等。

在种植体植入前，此技术建立了功能修复参数并进行了临床确认，如垂直距离、正中关系、人工牙位置以及美学效果等。这些参数被精确可靠地转移到最终修复体上。另外一个优点为，修复体的对颌可以为天然牙，也可以是总义齿或局部固定义齿。

采用此技术治疗的后续病例均表明，下颌前部4颗种植体支持的即刻负荷可提供安全、快捷和可预期的修复体，并同时满足一个合适的最终固定修复体的所有需求。

致谢

修复程序

Prof. Atlas Edson Moleros Nakamae － São Paulo, Brazil

Prof. Tadashi Carlos Orii － São Paulo, Brazil

技工室程序

Lab Julio － São Paulo, Brazil

6.2.3　上颌植入6颗种植体（含倾斜植入的种植体）即刻负荷，最终修复体为全牙弓金属烤瓷固定修复体

P. Casentini

　　61岁男性患者，上颌与下颌均为固定修复体修复，上颌固定修复体失败。患者要求制作新的上颌固定修复体。就诊之前，患者戴用上颌金属加强临时桥已有2年的时间。患者之前的牙医考虑到余留牙预后不佳，所以不愿意为他制作金属基底的最终修复体。患者自述继发龋和根管治疗并发症为先前拔牙的主要原因，否认牙周病和磨牙症病史。

　　患者的主诉为上颌修复体松动，需要频繁地重新粘接，且咀嚼时有不适感。此外，患者对上颌修复体的美学效果也不满意，感觉牙冠过长。患者要求制作稳定、舒适的上颌固定修复体，并且坚决拒绝可摘义齿修复方案。

　　患者无系统性疾病，不常规服用药物，不吸烟。

　　口外检查显示患者面型正常，低位唇线，水平向的牙列暴露较宽，微笑时可见磨牙缺失（图1）。

　　口内检查显示上颌有金属加强临时桥，远中悬臂，基牙为上颌右侧尖牙和侧切牙、左侧尖牙和第一前磨牙，修复体Ⅱ度松动。临时桥的牙冠形态不良，牙冠过长（图2）。拆除固定桥，评估剩余上颌基牙的预后（图3）。所有的基牙均为Ⅲ度松动，且有继发龋，无治疗价值。

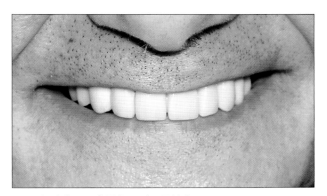

图1　初诊状况，水平向牙列暴露较宽

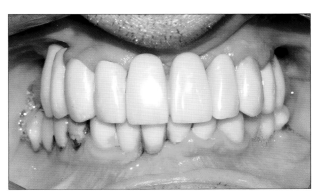

图2　不良固定桥，牙冠过长

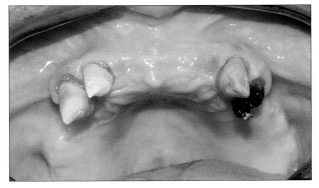

图3　拆除不良固定桥后的状况

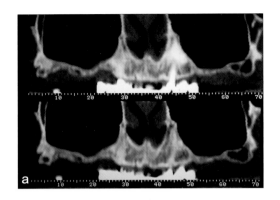

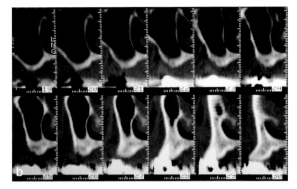

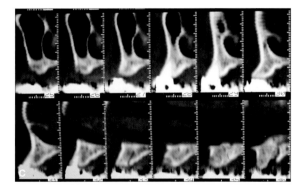

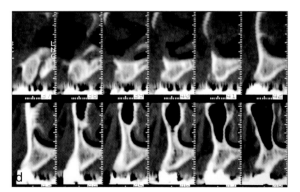

下颌前牙区为金属加强临时桥,基牙是下颌右侧尖牙和左侧中切牙、侧切牙、尖牙。第四象限为金/树脂桥,基牙是下颌右侧第一前磨牙、第二前磨牙和第三磨牙,第三磨牙患继发龋、预后较差。第三象限为位于下颌左侧第一前磨牙和第一磨牙位点的2颗Straumann常规颈种植体支持的临时桥,种植体是在1年前植入的。患者口内未探及明显牙周袋,除下颌右侧第三磨牙外,下颌其余基牙的预后良好。口腔卫生状况良好,只是可见部分菌斑和龈上牙石。颌位关系良好,无黏膜病。患者有较为现实的美学期望。

患者提供了近期的CT扫描,显示右侧尖牙与左侧第一前磨牙之间的骨宽度与骨高度均充足。上颌骨的双侧远中部分的骨量对于植入种植体来说,骨宽度充足,但是由于上颌窦气化导致了骨高度欠佳(图4a～e)。

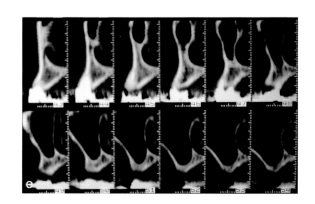

图4a～e 术前诊断性CT扫描,无病理性征象

由于患者拒绝可摘修复体，所以提出如下两个治疗方案：

方案Ⅰ：经侧壁开窗的双侧上颌窦底提升和骨移植后植入6～8颗种植体，制作种植体支持的固定修复体。在本病例，患者的上颌余留牙均不能保留，由于疗程较长，需要使用可摘过渡义齿。

方案Ⅱ：植入6颗种植体，如果能获得良好的初始稳定性，则采用螺丝固位的临时修复体即刻负荷。所计划的种植体植入位点为双侧尖牙（拔牙位点），双侧中切牙（已愈合的位点），双侧第一或第二前磨牙（远中倾斜植入）。形成骨结合后，制作种植体支持的最终固定修复体，远中悬臂延伸至第一磨牙。

由于方案Ⅱ可以避免戴用可摘过渡义齿，而且有可能避免过大创伤、费时的外科程序，更加符合患者的意愿，所以患者选择了方案Ⅱ。

告知患者，由于修复体可能呈现牙冠过长，所以一定程度的美学妥协是不可避免的。患者签署了知情同意书。

计划按照皮卡技术即刻负荷。但是，对该技术略加改进：本病例用6颗种植体代替8颗种植体是充分的，且远中的种植体沿上颌窦前壁走向向远中倾斜，提供更为有效的远中支持。由于可以使用足够直径与长度的种植体，所以应用6颗种植体即足以支持固定修复体。

将诊断模型上𬭚架后，制作双侧第二前磨牙之间所有牙的蜡型，制作临时模板。临时模板即可作为外科导板，之后也可作为螺丝固位临时桥的基托。腭部和上颌结节区的宽基托支持为模板提供了稳定性（图5）。临时模板的设计也包括了远中倾斜种植体。

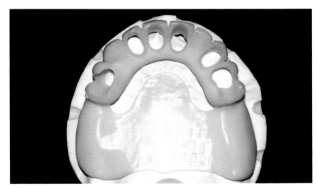

图5　位于腭部与上颌结节区的宽基托支持

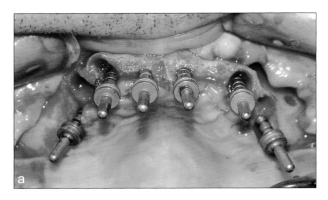

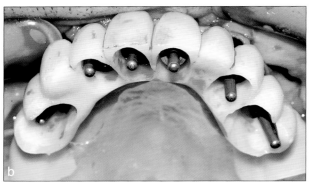

图6a，b 使用临时模板进行种植窝预备

局麻下，做沟内切口和从中线延伸至两侧第一磨牙区的嵴顶正中切口，翻全厚瓣。在中线和瓣的远端分别做松弛切口。拔除残余的上颌牙，在临时模板的引导下预备种植窝（图6a，b）。在拔牙窝内的种植窝预备，要穿过腭侧骨壁，避免损伤牙槽窝颊侧壁。在上颌窦外侧壁开可以探到上颌窦前壁的小窗，此小窗有助于远中倾斜种植位点的种植窝预备（图7a，b）。

植入6颗Straumann锥形种植体（TE，SLActive）。其中：2颗植入两个中切牙位点（直径4.1mm，长12mm；图8a，b）；在上颌左侧侧切牙位点，植入TE细种植体（直径3.3mm，长12mm），以避免牙槽窝颊侧壁穿孔；在双侧第二前磨牙位点，植入较长的2颗TE种植体（直径3.3mm，长14mm）。

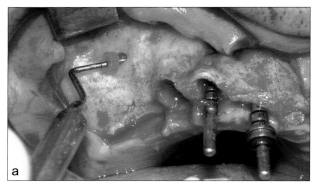

图7a，b 开可探到上颌窦前壁的小窗，有助于远中倾斜种植窝的预备

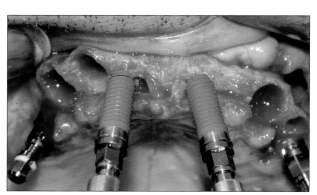

图8a 长度为12～14 mm的种植体

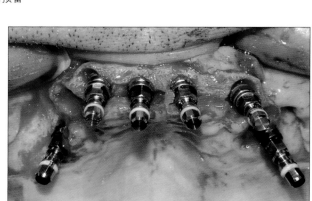

图8b 远中位点植入锥形种植体

在骨质较松的上颌两个拔牙位点植入种植体并即刻负荷，由于初始稳定性的需要，选择锥形种植体。基于减少骨结合形成时间和降低失败风险的考量，选择了骨引导性高、骨结合迅速的SLActive表面种植体。

减小远中种植体体部直径的目的是希望能够降低种植体穿入上颌窦以及相邻种植体间互相干扰的风险。

所有的种植体均获得了良好的初始稳定性，植入最终扭矩均大于35N·cm。

安放双八角（synOcta）钛临时基台（提前在技工室喷砂处理）后，将骨增量材料[去蛋白牛骨基质（DBBM）]填入拔牙位点种植体与颊侧骨壁之间，并且增加颊侧骨壁的厚度。在右侧尖牙和左侧第二前磨牙位点用相同的材料实施牙槽嵴保存方案，并覆盖胶原膜（图9）。瓣复位，并用5-0尼龙线缝合（图10）。

扩大临时模板的面开孔，避免临时模板与临时基台之间的任何接触，然后将临时模板戴入口内。用U形橡皮障隔离软组织，将模板置于与对颌呈正中𬌗位的位置，记录正确的颌位关系（图11）。

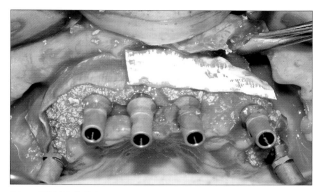

图9　用胶原膜稳定DBBM

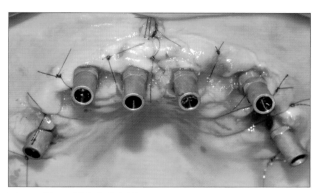

图10　用5-0尼龙线缝合瓣

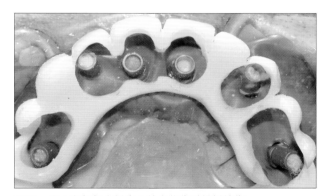

图11　注入自凝复合树脂之前先将临时模板就位

用小棉球封闭钛临时基台的螺丝通道，在模板与钛临时基台之间注入自凝树脂，将其连为一体。

树脂固化之后，旋松临时基台螺丝，将带有临时基台的模板送到技工室精修。

只用较轻的手力，将愈合帽旋入种植体。患者离开诊所。

第2天复诊，在创口上使用葡萄糖酸氯己定凝胶后，戴入螺丝固位的临时桥修复体。技师对双八角临时基台的内连接柱状结构进行了部分调改，使临时桥完全就位（图12a，b）。

术区中度水肿，但无明显疼痛。临时修复体的安放无异常。仔细调𬌗，获得与对颌牙列均匀、广泛的接触（图13a，b）。

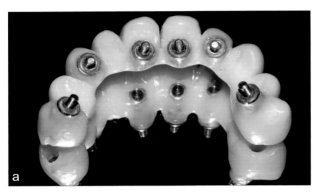
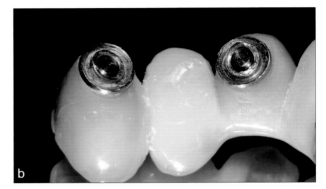

图12a，b　螺丝固位的临时桥戴入口内之前，调改了双八角基台（synOcta）的内连接柱状结构

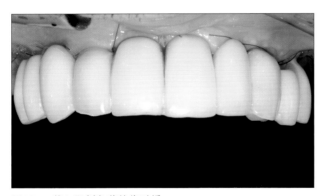

图13a　戴入即刻负荷的临时桥

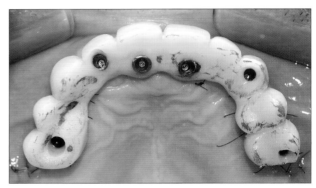

图13b　临时桥调𬌗

患者对临时修复体的美学效果满意（图14）。曲面体层放射线片证实临时修复体准确就位（图15）。

告知患者术后注意事项：术后口服抗生素6天，用葡萄糖酸氯己定溶液含漱14天，负荷后的前4周进软食。

愈合6周之后，种植体周围软组织无炎症症状。取下临时修复体，叩诊种植体确认形成骨结合。制取初印模，制作用于终印模的个性化开窗托盘。

负荷8周之后，进入最终修复程序。第一次修复复诊时，将6个螺丝固位的八角印模帽安装于种植体上，用聚醚材料制取开窗式印模（图16a，b）。

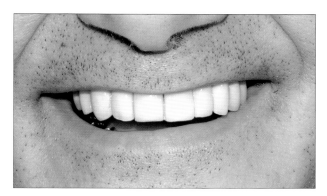

图14　临时修复体美学效果满意

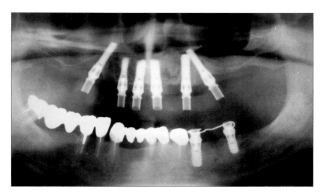

图15　曲面体层放射线片，临时修复体准确就位

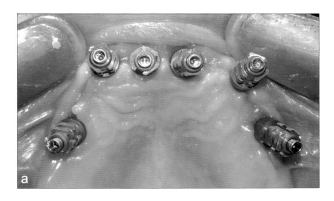

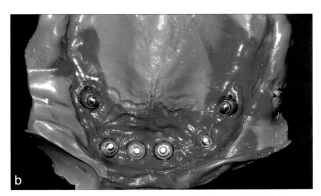

图16a，b　用6个螺丝固位的八角印模帽制取开窗式印模

　　由于临时修复体的垂直距离与其他殆学参数都被证明是正确的，所以用临时修复体作为记录颌位关系的参照物。第二次修复复诊时，从中线处将临时修复体截断，用在技工室制作的树脂夹板辅助记录颌位关系。用Straumann咬合记录辅助杆制作的树脂夹板，可以保证精确定位，并用少量自凝树脂重衬（图17a，b）。在本次复诊，还同时进行了面弓记录（图18a，b）。

　　第三次修复复诊时，试戴最终修复体蜡型，确认了笑线、美学外观、面部组织支持、语音以及殆平面的正确三维位置（图19a，b）。在此阶段，经反复考虑，认为可以在一定程度上减少覆殆，所以我们决定略微减少前牙牙冠的长度。

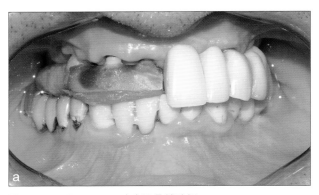

图17a，b　Straumann咬合记录辅助杆

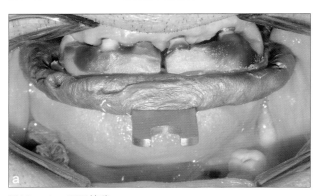

图18a，b　面弓转移

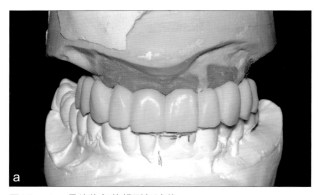

图19a，b　最终修复体蜡型与试戴

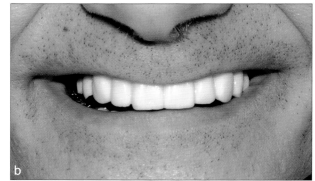

根据蜡型，技师为前部的种植体选择了4个标准八角基台，为远端种植体的粘接基底制作了2个个性化金基台（螺丝固位于1.5mm高的双八角基台上；图20a，b）。同时，技工室也制作了6个金沉积内冠和分为4段的最终修复体的金基底，将在下一次修复复诊时试戴。金沉积内冠作为种植体基台和金属基底之间的中间部件，使金属基底获得完全被动就位。制作公差在金沉积内冠和基底之间产生的缝隙，使基底能够完全被动就位。

第四次修复复诊时，将基台螺丝固位于种植体上，然后安装金沉积内冠，试戴金基底，保证精确及被动就位（图21a～c）。

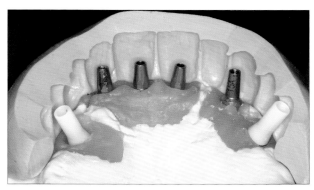

图20a　4个标准八角基台

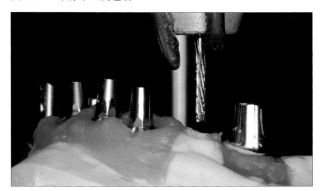

图20b　将2个个性化金基台螺丝固位在2个1.5mm高的双八角基台

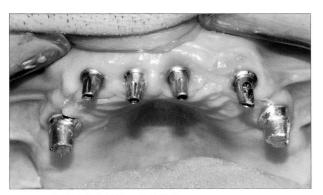

图21a　种植体基台就位于种植体上

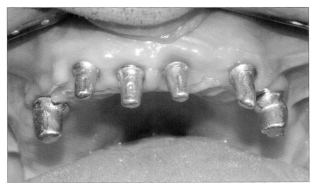

图21b　金沉积内冠就位

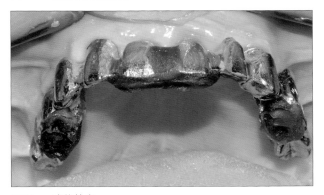

图21c　试戴基底

第五次修复复诊时，试戴金属烤瓷桥修复体。同时检查最终修复体的牙冠形态与笑线及咬合的相关关系。

完成饰瓷和精修后，第六次修复复诊时将戴入修复体（图22a，b）。

在技工室对金沉积内冠进行喷砂，在口内用双固化水门汀直接粘接于基底内（图22c，d）。

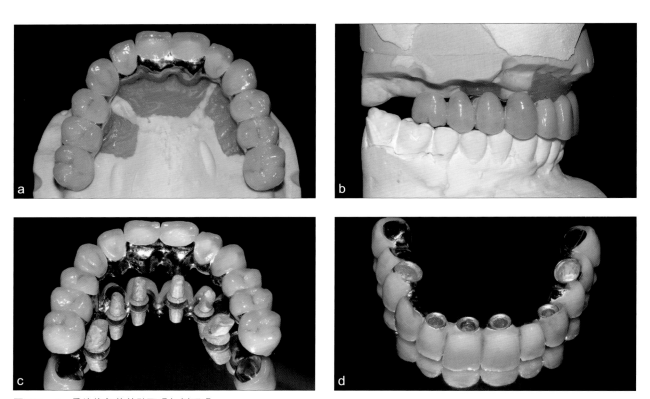

图22a～d　最终修复体的𬌗面观与侧面观

钛基台的最终安装扭矩控制在35N·cm。包含有金沉积内冠的固定桥用临时粘接剂粘接于基台上，进行最终调拾（图23a～c）。

通过放射线片检查基底就位的精确性（图24a～c）。

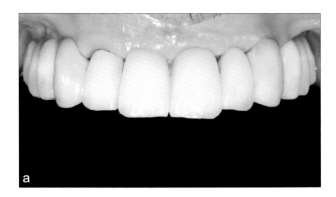

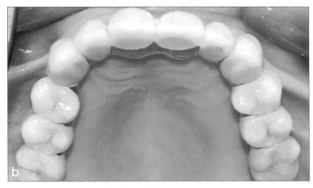

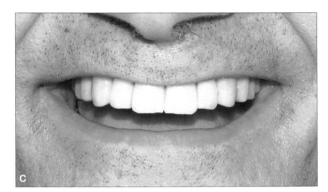

图23a～c 临时粘接最终修复体

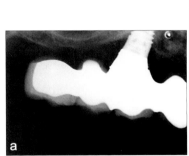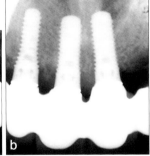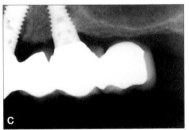

图24a～c 放射线片的精确检查

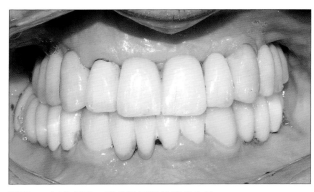

图25a 24个月时，种植体周围无炎症症状

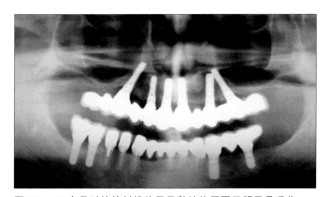

图25b 18个月时的放射线片显示种植体周围无明显骨吸收

对患者进行详细的维护指导，包括使用牙线（Super-Floss，Oral-B)。

随访和专业口腔卫生维护为每4个月一次，放射线对照性检查为每年一次。

第24个月随访时，种植体周围软组织无炎症症状、种植体周围无明显的骨吸收（图25a，b）。患者对种植体支持的修复体的美学与功能效果非常满意。

致谢

技工室程序

Carlo Pedrinazzi — Milan, Italy
Roberto Colli — Milan, Italy

6.2.4 上颌植入6颗种植体即刻负荷，最终修复体为全牙弓CAD/CAM二氧化锆固定修复体

P. Casentini

63岁男性患者，转诊来咨询上颌牙列缺损的治疗。

患者上颌前牙存留，拒绝可摘局部义齿。患者自述，上颌后牙由于松动和牙周病在2个月之前拔除。

患者的主诉为上颌余留牙松动，无法咀嚼，希望制作稳定舒适的上颌固定修复体。

患者轻度吸烟（少于10支／日），全身既往病史未见异常。就诊时，未常规服用任何药物。

口外检查显示患者面型与面部三等分均正常。患者为低位唇线，大笑时未暴露龈缘。

口内检查显示上颌右侧尖牙、侧切牙、中切牙和左侧中切牙和尖牙存留。上颌左侧中切牙和尖牙

由局部固定义齿相连接，远中有一个单位的悬臂。除左侧上颌尖牙以外，所有上颌余留牙均有明显的松动和软组织退缩，釉牙骨质界暴露，邻面探诊深度>6mm。

在下颌，右侧第三磨牙、第一前磨牙、尖牙、侧切牙和左侧尖牙、第一前磨牙、第二前磨牙、第二磨牙存留。右侧尖牙、侧切牙和左侧尖牙，左侧第二前磨牙和第二磨牙分别由两组固定修复体相连。除右侧第三磨牙之外，其余下颌牙无明显松动。除右侧第三磨牙有累及根分叉的病变外，其余下颌牙的探诊深度均小于4mm。

患者颌位关系良好，黏膜无病变（图1）。

患者自己提供了曲面体层放射线片，显示拔除上颌后牙之前的情况（图2）。

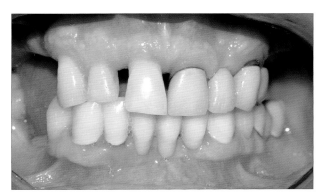

图1 颌位关系良好，黏膜无病变

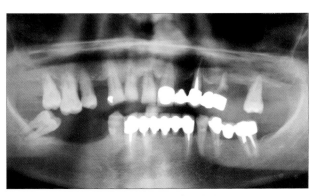

图2 拔除上颌后牙之前的曲面体层放射线片

初步治疗计划包括牙周基础治疗，通过刮治与根面平整去除菌斑、牙石，改善患者的口腔卫生水平。将带有放射线标记的诊断模板戴入患者口内进行上颌CT扫描。CT结果显示，骨高度和宽度充足，第一磨牙位点允许植入长度为10mm、直径可达4.8mm的种植体（图3）。

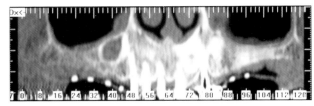

图3　术前的诊断性CT扫描

牙周基础治疗之后，进行再次评估。患者口腔卫生水平良好，但是上颌余留牙的松动度与探诊深度未见明显改善。

与患者讨论了以下治疗方案：

方案 I：拔除余留上颌牙，制作可摘过渡义齿，随后植入4~6颗种植体，制作种植体支持的覆盖义齿。

方案 II：牙周治疗，尝试保留上颌右侧尖牙和侧切牙（其他上颌余留牙均III度松动，无治疗价值），制作可摘过渡义齿，随后在缺牙区植入种植体（在右侧第一前磨牙和第一磨牙位点植入2颗种植体，制作三单位的桥修复体；在右侧中切牙和左侧尖牙、第一前磨牙和第一磨牙位点植入4颗种植体制作分段式或一体式桥修复体）。

方案 III：拔除上颌余留牙，在双侧第一磨牙、第一前磨牙和尖牙位点即刻植入6颗种植体，用固定临时修复体即刻负荷。骨结合形成后，用种植体支持的固定修复体进行最终修复。

患者选择了方案III，因为此方案是唯一能避免过渡义齿的治疗方案（患者坚持拒绝过渡义齿，即便是短期的）。患者签署了知情同意书。

计划按照皮卡技术即刻负荷，但是，对该技术略加改进，本病例用6颗种植体代替8颗种植体是充分的。患者无夜磨牙病史也是该治疗方案的考量因素。为了促进软组织状态，决定避免在上颌中切牙这个特别重要的区域植入种植体。最后，由于考量到上颌左侧中切牙移位以及与侧切牙之间存在牙缝隙，所以在切牙位点不植入种植体，对4颗切牙的牙冠在近远中向空间内的排列与分布更容易处理。

将诊断模型上殆架后，制作双侧第一磨牙之间所有牙的蜡型，并用此蜡型制作临时导板。临时导板的功能是作为手术时的外科导板，以及作为螺丝固位临时桥修复体的基托。腭部和上颌结节区的宽基托支持为模板提供了稳定性（图4a，b）。

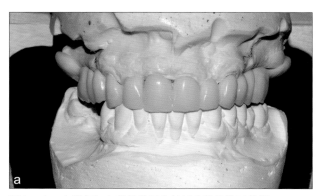
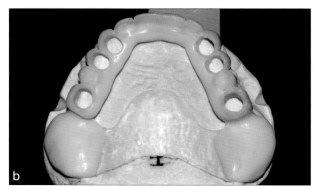

图4a，b　在腭部与上颌结节区宽基托支持的临时模板

局麻下，拔除上颌余留牙，利用临时模板作为外科导板，引导种植体植入（图5）。

由于两侧尖牙位点的牙槽窝的颊侧骨壁无骨穿孔和骨裂开，且其余已愈合种植体位点的牙槽嵴顶宽度为8~10mm，所以选择了不翻瓣术式。用黏膜刀环切，获得到达牙槽嵴顶的入路（图6）。在拔牙窝的腭侧骨壁预备种植窝，避免对拔牙窝颊侧骨壁的任何损伤。

按照标准方法植入6颗SLActive表面的Straumann锥形种植体（TE）。在远中位点，植入2颗直径4.1mm、长10mm的种植体；其余4个位点植入长14mm的种植体（图7）。所有种植体均获得了理想的初始稳定性，植入的最终扭矩大于35N·cm。

由于即刻负荷方案需要获得理想的初始稳定性，所以选择锥形种植体。根据医生的临床经验，在已愈合的位点植入锥形种植体（TE）不会引起任何副作用，并且有利于提高初始稳定性。因为计划采用即刻负荷方案，选择了骨引导性高、骨结合迅速的SLActive表面种植体。用骨增量材料[去蛋白牛骨基质（DBBM）]填充拔牙位点植入种植体后颊侧骨壁与种植体之间的间隙。相同的材料也用于上颌右侧侧切牙和双侧中切牙位点的牙槽嵴保存方案。最后用起稳定作用的明胶海绵封闭拔牙窝，并用5-0尼龙线缝合。

取下种植体携带体，将用于制作临时修复体的6颗八角临时钛基台螺丝固定到种植体上（图8）。临时基台已提前在技工室进行喷砂处理。

扩大临时模板的殆面开孔，避免模板与临时基台之间的任何接触，然后将临时模板戴入口内。用U形橡皮障隔离软组织，将模板置于与对颌呈正中殆位的位置，记录正确的颌位关系。

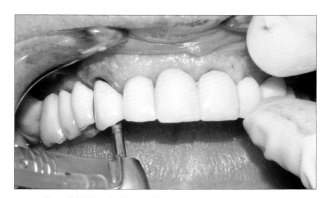

图5 临时模板被用作外科导板

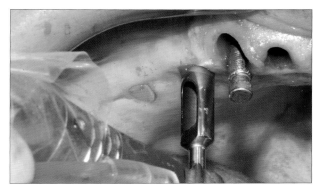

图6 使用黏膜刀进行环切

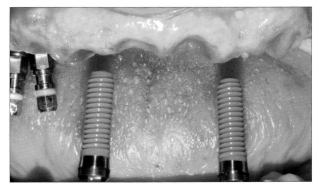

图7 长14mm的TE种植体

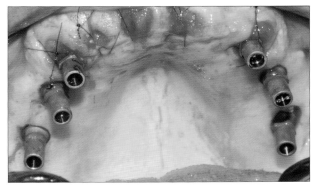

图8 用于临时修复体的八角临时钛基台就位

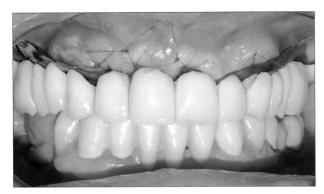

图9　模板连接于钛基台上

用棉球封闭钛基台的螺丝通道。在临时模板和钛临时基台之间注入自凝复合树脂，将其连接为一体（图9）。

树脂固化之后，旋松基台螺丝，将带有临时基台的模板送到技工室精修。

只用较轻的手力，将愈合帽旋入种植体。患者离开诊所。

第2天复诊，在创口上使用葡萄糖酸氯己定凝胶后，戴入螺丝固位的临时桥修复体。术区无肿胀，也无明显疼痛。前牙区桥体设计为卵圆形，给拔牙窝略微施加压力（图10a～c）。仔细调𬌗，获得与对颌牙列均匀、广泛的接触。曲面体层放射线片证实临时修复体准确就位（图11）。告知患者术后注意事项：术后口服抗生素6天，用葡萄糖酸氯己定含漱14天。负荷后的前4周进软食。

同时告劝患者在治疗期间限制吸烟。

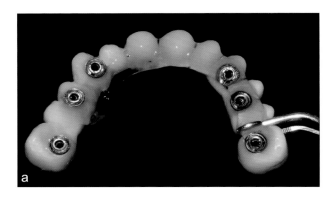

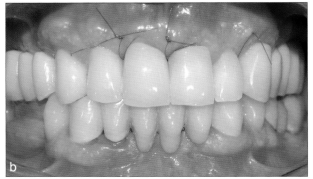

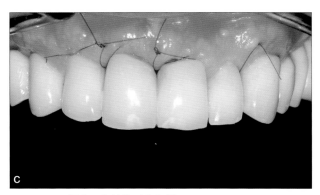

图10a～c　螺丝固位的临时修复桥

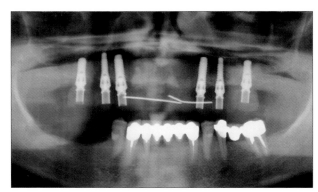

图11　曲面体层放射线片，临时修复体准确就位

愈合6周之后，种植体周围软组织无炎症症状。取下临时修复体，叩诊种植体确认形成骨结合。用金刚砂球钻轻微磨削牙龈来优化软组织，从而获得有利的软组织形态。用自凝复合树脂对临时桥修复体进行重衬并精修（图12～图14）。

再过4周之后，进行第一次修复复诊。再次取下临时桥，安装螺丝固位的八角印模帽，用聚醚材料制取开窗式印模。

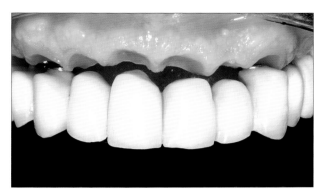

图12　种植体周围软组织无炎症症状

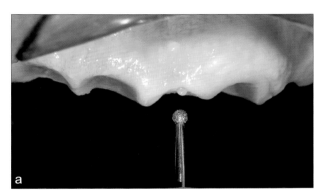

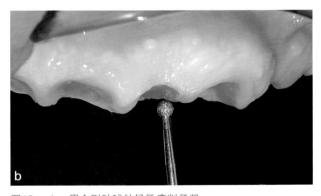

图13a，b　用金刚砂球钻轻微磨削牙龈

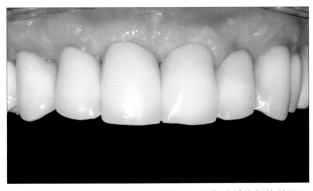

图14　用丙烯酸树脂进行局部重衬后，将临时桥修复体戴回口内

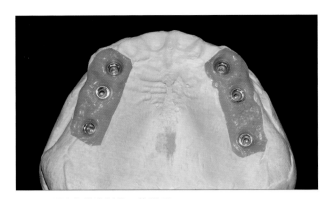

图15　用终印模灌制的工作模型

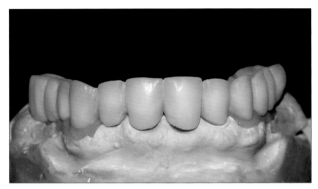

图16　模型上的临时桥修复体

由于临时修复体具备了满意的垂直距离、殆平面的倾斜度以及美学外观，所以在椅旁用临时桥修复体获得工作模型相对下颌牙弓的正确三维位置。因此在第二次修复复诊时，将临时桥修复体再次螺丝固位于由终印模灌制的工作模型上（图15和图16），然后与对颌模型一同上殆架，用石膏将工作模型固定于殆架上（图17）。

在技工室为最终修复体制作蜡型，然后采用CAD／CAM技术制作6个钛基台（etkon／Straumann）（图18）。将最终修复体基底的塑料蜡型分为6段，用于口内试戴确认（图19）。

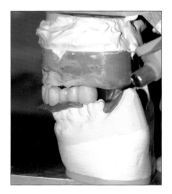

图17　殆架上的模型

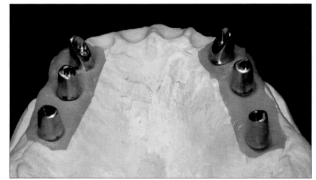

图18　6个CAD/CAM钛基台

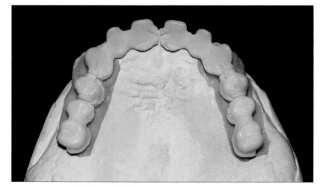

图19　最终基底的塑料蜡型

第三次修复复诊时，将钛基台螺丝固定于种植体上（图20），然后将分段的试戴基底在口内就位。用低收缩复合材料将各段塑料基底连接为一体（图21）。

根据检验后的试戴基底，技工室可用CAD/CAM技术制作二氧化锆桥修复体的最终模型（图22a，b）。

用扫描仪（etkon scanner）扫描最终模型基底之后，技工室将CAD数据发送至etkon研磨中心，随后收到返回的一体式二氧化锆桥（图23a，b）。

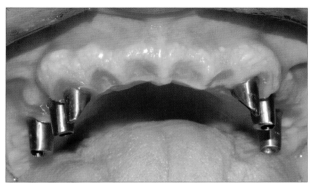

图20　钛基台就位于种植体上

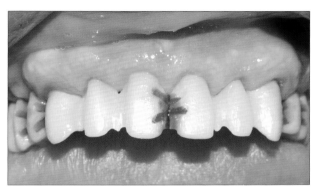

图21　连接分段的树脂基底，形成一个一体式结构

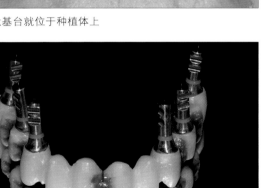

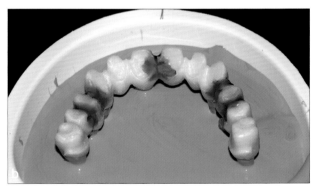

图22a，b　用于CAD/CAM程序的最终模型

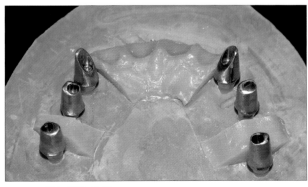

图23a　被扫描的模型

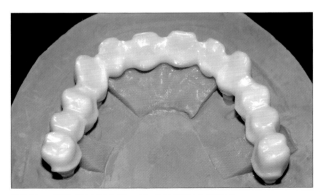

图23b　制作的二氧化锆一体式基底位于模型上

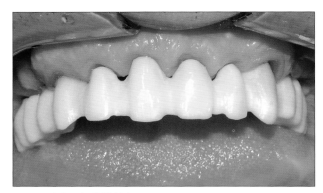

图24　试戴二氧化锆基底

第四次修复复诊时，取下临时桥，将钛基台螺丝固位于种植体上，试戴二氧化锆基底（图24）。通过临床及放射线检查基底的精确性和被动就位，确认其正确就位（图25a，b）。

第五次修复复诊时，试戴具备牙冠外形的修复体，再次检查精确性和被动就位。检查最终冠的形状与笑线之间的关系以及咬合关系。

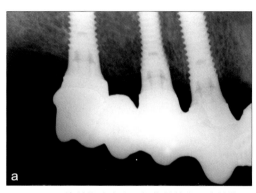
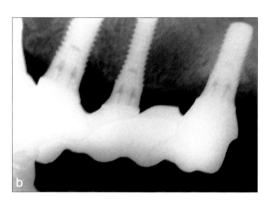

图25a，b　放射线片确认二氧化锆基底正确就位

在技工室完成饰瓷后，患者第六次修复复诊，戴入最终修复体（图26）。用35N・cm的控制扭矩最终旋紧钛基台。牙胶封闭螺丝通道之后，将最终修复体用临时粘接剂粘接（图27a～d）。

对患者进行详细的维护指导，包括使用牙线（Super-Floss，Oral-B)。

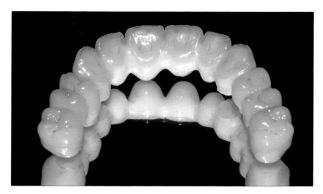

图26　完成的最终修复体

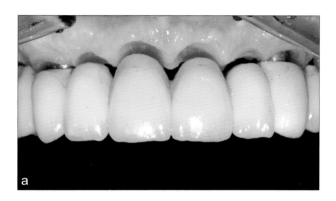

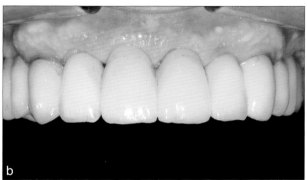

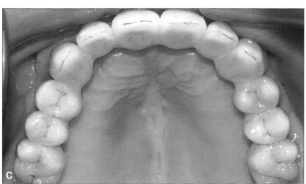

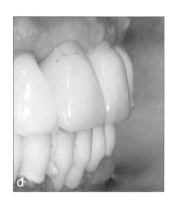

图27a～d　就位的最终修复体

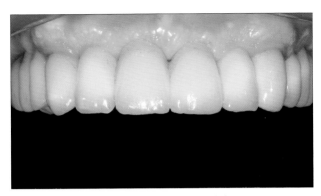

图28　18个月随访时，种植体周围无炎症症状

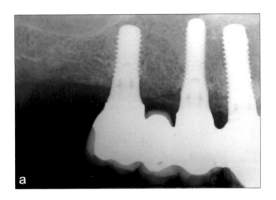

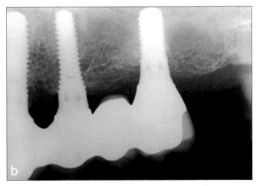

图29a，b　18个月时的放射线片，显示种植体周围无明显骨吸收

　　鉴于患者的口腔病史和牙周疾病，随访和专业口腔卫生维护为每3个月1次，放射线对照检查为每年1次。

　　第18个月的随访时，种植体周围软组织无炎症症状、种植体周围无明显的骨吸收（图28和图29a，b）。患者表述对于此种植体支持的修复体的美学与功能效果非常满意。

致谢

修复程序
Nicolò Gruden － Giussano, Italy

技工室程序
Marco Cominetti － Giussano, Italy

6.2.5 下颌与上颌分别植入4颗和6颗种植体即刻负荷，最终修复体分别为全牙弓金属烤瓷固定修复体和全牙弓CAD/CAM二氧化锆固定修复体

P. Casentini

65岁女性患者，上颌余留牙无保留价值，下颌为总义齿，转诊进行咨询与治疗。

患者主诉为上颌余留牙松动，不能咀嚼。同时患者也要求改善微笑时的美学外观。患者希望制作上颌与下颌稳定而舒适的修复体，特别要求制作固定修复体。

患者自述继发龋、根管治疗并发症和牙周病病史是既往拔牙的主要原因。患者既往有磨牙症和颞下颌关节紊乱病史，无系统性疾病史，近期没有使用任何药物，不吸烟。

口外检查显示患者为中位笑线，2颗中切牙之间有宽牙间隙（患者叙述该缝隙为新近出现的），口周软组织略显塌陷，可能是由于丧失正确的垂直距离所致（图1、图3和图4）。

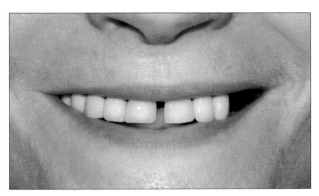

图1 患者初诊时的微笑，可见新近出现的牙间隙

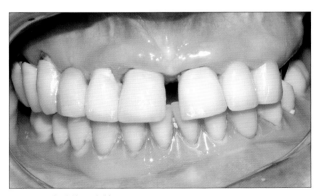

图2 初诊时的口内情况

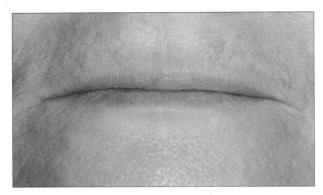

图3 面下部正面观，口周软组织略显塌陷

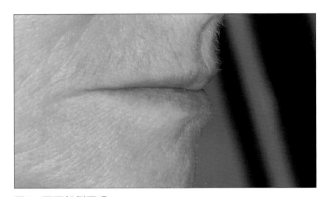

图4 面下部侧面观

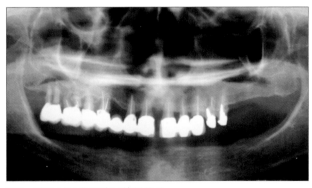

图5 就诊时的曲面体层放射线片

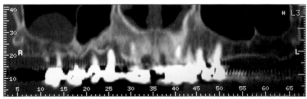

图6 就诊时的CT扫描

口内检查（图2）显示上颌有2组固定修复体，基牙为左侧中切牙、侧切牙、第一前磨牙、第二前磨牙、第一磨牙、第二磨牙和右侧中切牙、侧切牙、尖牙。修复体边缘的精密度不够。由于病理性牙齿移位，2颗中切牙之间出现牙间隙。2颗右侧前磨牙已经进行了基牙预备，但不存在冠修复体。

2组固定桥和其他已预备的基牙显示严重的松动、继发龋和牙周袋。

在牙列缺失的下颌，患者戴有固位力不足且后牙区磨耗严重的总义齿。患者使用义齿稳固剂来增加下颌义齿的固位。通过触诊可发现下颌牙槽嵴萎缩较为严重，但外形较为规则、圆钝。颌位关系正常，黏膜无病变。患者的美学期望较现实。

会诊时，患者提供了曲面体层放射线片和近期的CT扫描。前者（图5）证实牙周支持组织重度丧失和存在继发龋。同时可见右侧第一磨牙根折，右侧侧切牙根尖周病变，所有剩余基牙的根管治疗都不彻底。

CT扫描（图6）显示上颌右侧尖牙与左侧第二前磨牙之间的牙槽嵴高度和宽度充足。在上颌双侧后牙区，最大骨高度仅为6mm，不足以植入标准种植体。CT扫描同时显示，双侧上颌窦均存在骨间隔且右侧上颌窦内有黏膜囊肿。上颌前部的骨密度正常，上颌后部则较低。下颌的CT扫描显示，对植入种植体而言，双侧颏孔之间的骨量充足。

诊断与治疗计划

治疗的主要目标是改善口周组织的支持和重建丧失的垂直高度。评估上颌所有牙齿的多种病变与松动，均无保留价值。为重建牙与面部的美学与功能，上颌与下颌都必须制作新的修复体。

与患者讨论如下治疗计划：

方案 I：拔除上颌余留牙，制作新的、更舒适的上颌总义齿。制作种植体支持的下颌覆盖义齿，提高下颌义齿的固位力。

方案 II：上颌双侧尖牙之间植入4～6颗种植体，下颌双侧颏孔之间植入2～4颗种植体，然后制作种植体支持的上颌和下颌覆盖义齿。

方案 III：上颌和下颌种植体支持的固定修复体。在上颌，剩余骨量不允许按标准术式植入6颗种植体，两侧远端的种植体必须沿上颌窦前壁的斜度倾斜植入。在下颌，最终修复体为4颗种植体支持的螺丝固位的复合式固定修复体，并带有远中悬臂。

患者选择了方案 III，原因为可以做固定修复且无须施行较大的重建手术。由于患者感觉上颌更加不适，所以先修复上颌。计划拔牙并同期植入种植体，从而缩短治疗时间。如果能获得理想的初始稳定性，可采用临时固定修复体即刻负荷，既在愈合阶段提高患者的舒适度，又避免在上颌使用可摘修复体。计划在第二阶段进行下颌的种植体植入，随后利用复合式固定修复体即刻负荷。患者签署了知情同意书。

将诊断模型上𬌗架、制作将来修复体的蜡型（图7和图8），以获得理想的上颌人工牙的形状，消除中切牙之间的牙间隙。根据蜡型，制作可作为外科导板的临时导板，在种植体植入后，此导板还可以用作即刻负荷的螺丝固位临时桥修复体的基托。在腭部与上颌结节区提供宽基托支持（图9和图10），以保证导板的充分稳定。

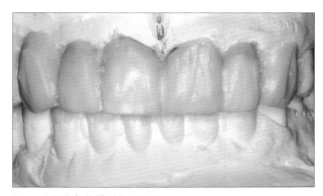

图7 上颌修复体蜡型的正面观

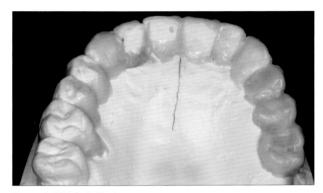

图8 上颌修复体蜡型

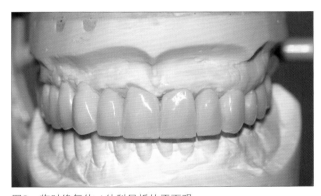

图9 临时修复体／外科导板的正面观

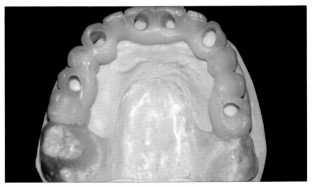

图10 临时修复体／外科导板的𬌗面观

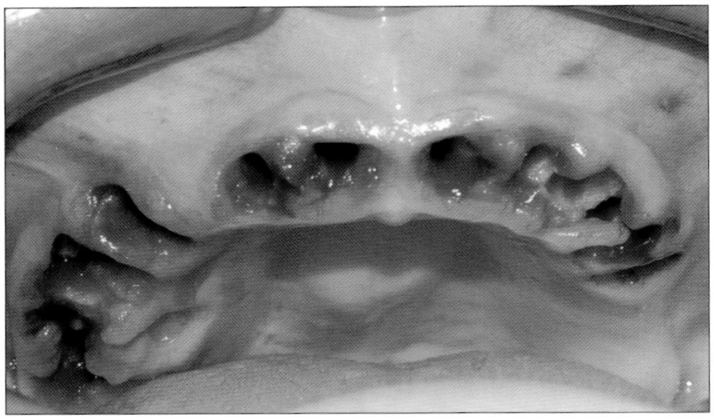

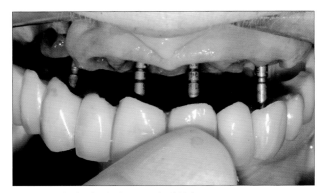

图11　上颌余留牙拔除之后

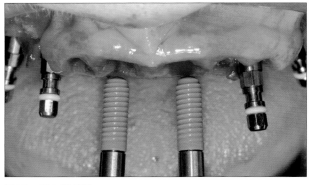

图12　在外科导板的引导下预备种植窝

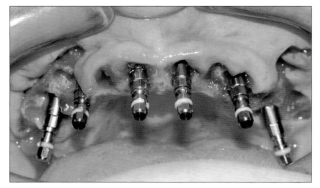

图13　植入种植体

图14　6颗SLActive表面的Straumann骨水平种植体

上颌种植的外科程序与即刻负荷

局麻下，拔除上颌余留牙，在临时模板的引导下预备左侧第二前磨牙、尖牙、中切牙和右侧中切牙、尖牙、第一磨牙种植位点（图11和图12）。在上颌前部，牙槽窝的解剖条件良好，所以采用不翻瓣技术。在拔牙位点的种植窝预备要靠近腭侧，避免接触牙槽窝的颊侧壁和过度颊向倾斜。

在后部位点，为确保获得可能存在骨缺损位点的最佳手术入路，翻全厚瓣。同时，翻瓣也可以更好地探查上颌窦前外侧壁，有利于确定远中种植体的倾斜度。在远中种植位点，每一级种植窝预备之后，用牙周探针探查种植窝壁骨，避免上颌窦骨壁穿孔。远端的种植体向远中倾斜，也为修复体提供更多的远中支持，并可避免过长的远中悬臂。

植入6颗Straumann骨水平SLActive表面种植体（图13和图14）。5颗直径为4.1mm，1颗直径为4.8mm，长度为12mm和14mm。所有的种植体均获得了理想的初始稳定性（植入扭矩>35N·cm），适合即刻负荷。

选择骨水平种植体是基于外科与修复考量：种植体的螺距减小并略呈圆锥形是获得最佳初始稳定性的理想形状；使用多基基台易于补偿多颗种植体之间的不平行轴向，从而允许制作螺丝固位修复体；进而，选择骨引导性高并且骨结合迅速的SLActive表面种植体，也与选择即刻负荷方案相关。将骨引导材料[去蛋白牛骨基质（DBBM）]，充填到植入拔牙位点的种植体与牙槽窝颊侧骨壁之间的间隙内，并用于双侧侧切牙位点的牙槽嵴保存。最后将瓣复位，用5-0尼龙线缝合。

种植体植入之后，安装6颗多基基台（直径4.5mm，高4mm），并在多基基台上安放螺丝固位的钛临时基台（图15和图16）。

用U形橡皮障隔离软组织（图17）。戴入临时导板，避免临时导板与钛临时基台接触。调整临时导板至正确的颌位关系，用自凝树脂将临时导板与钛基台连为一体（图18）。

树脂固化之后，旋松基台，将带有临时基台的临时导板送到技工室精修（图19）。

最后一步，用螺丝固位的塑料帽保护多基基台（图20），患者离开诊所。

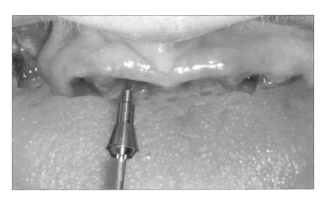

图15　安装多基基台

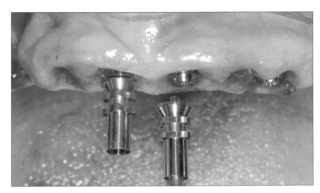

图16　安装钛临时基台

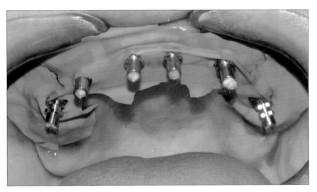

图17　橡皮障隔离

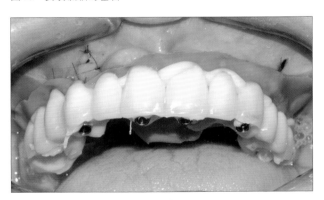

图18　模板与钛临时基台连为一体

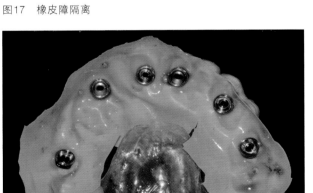

图19　准备送到技工室的模板

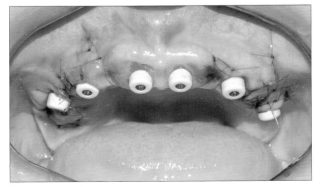

图20　螺丝固位的塑料保护帽

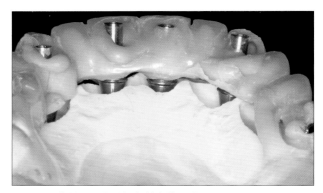

图21 安装了基台替代体的临时模板

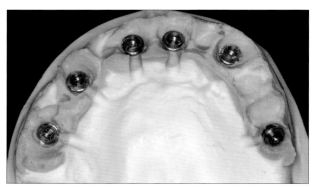

图22 工作模型上的模板与基台替代体

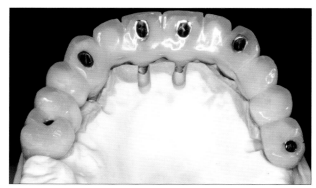

图23 新工作模型

制作全牙弓临时桥修复体的技工室程序

将6个多基基台替代体连接于钛临时基台上。临时模板（与之前的临时模板为同一模板）依靠腭部与上颌结节的基托支持，重新就位于原来的工作模型上（图21和图22）。添加石膏确保多基基台替代体稳定，获得新工作模型（图23）。

在新模型上精修临时桥修复体，去除腭部基托，添加金属丝以加强临时桥修复体（图24和图25）。

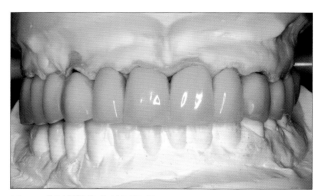

图24 临时桥修复体就位于新工作模型上   图25 临时桥修复体的正面观

戴入即刻负荷的上颌桥修复体

24小时之后，在创口表面应用葡萄糖酸氯己定凝胶之后，戴入螺丝固位的临时桥修复体。术区肿胀减轻，患者无明显疼痛。确认临时桥修复体被动就位之后，用较轻的手力拧紧固位螺丝。临时修复体的口内和口外观察效果均满意（图26和图27）。调殆，以获得与对颌牙列均匀、广泛的殆接触。拍摄曲面体层放射线片，确认临时修复体正确就位（图28）。告知患者应用抗生素（术后6天）、葡萄糖酸氯己定溶液漱口（术后14天）以及进软食（负荷后4周）。

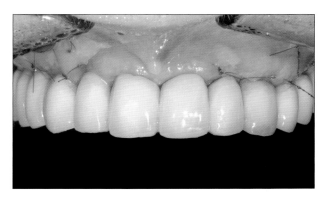

图26 临时修复体正面观

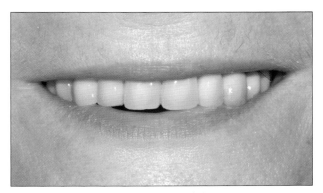

图27 戴入临时修复体之后的患者微笑像

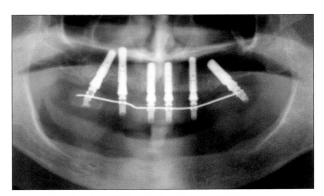

图28 曲面体层放射线片确认临时修复体正确就位

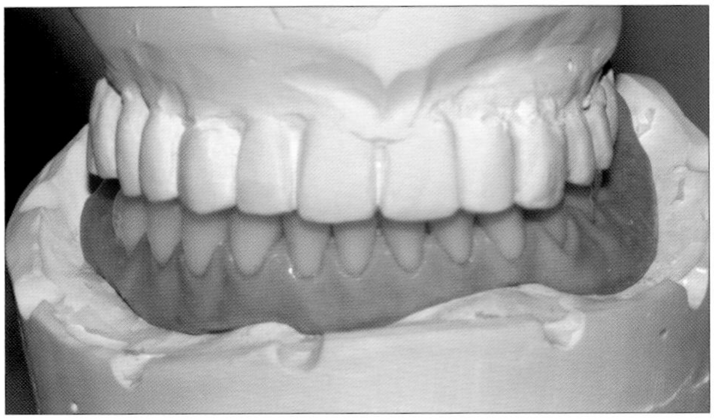

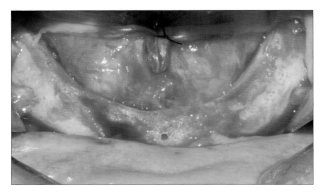

图29 下颌新蜡型

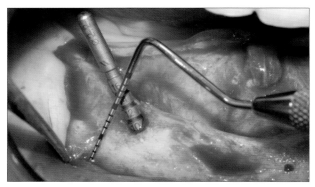

图30 暴露颏孔

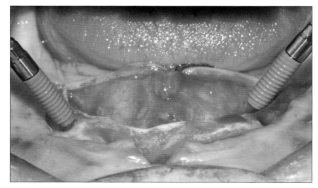

图31 远端种植体窝倾斜预备，使种植体在更远中处穿龈

下颌种植的外科程序与即刻负荷

愈合6周之后，为下颌制作了新蜡型，以改善垂直距离与口周软组织支持（图29）。下颌的外科与修复治疗计划包括在双侧颏孔之间植入4颗种植体，随后戴入即刻负荷的临时修复体。

局麻下，做牙槽嵴顶正中切口和中线处松弛切口，获得下颌种植的手术入路。为了最大限度地在颏孔之间的可用骨分布种植体和增加未来修复体的前后间距（AP间距），暴露颏孔（图30）。在远端种植位点，种植体向远中倾斜，使其在颏孔上方的更远中处穿龈（图31）。

种植窝预备之后，植入4颗Straumann骨水平种植体（直径4.1mm、长12mm）（图32和图33）。所有的种植体均获得理想的初始稳定性，可以即刻负荷。基于与上颌相同的考量，选择了骨水平SLActive表面种植体。

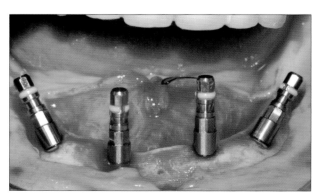

图32 准备植入种植体

图33 4颗Sraumann骨水平种植体（直径4.1mm、长12mm）

缝合前，使用十字锁合诊断基台选择多基基台。为远中种植体选择2个25°的角度基台，使4颗种植体获得良好的平行就位（图34a，b）。按照与上颌相同的程序，采用由下颌蜡型制作的透明树脂模板记录种植体的位置。在多基基台上安装钛临时基台，并用自凝树脂将基台与模板连为一体（图34c和图35）。用螺丝固位的塑料基台保护帽保护多基基台（图36），患者离开诊所。

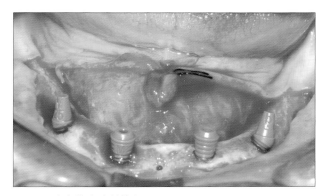

图34a　十字锁合诊断基台

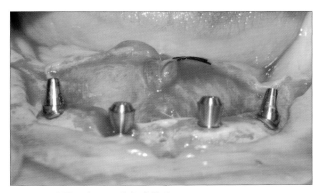

图34b　选用两个25°的角度基台

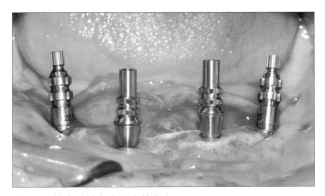

图34c　钛临时基台安装在基台上

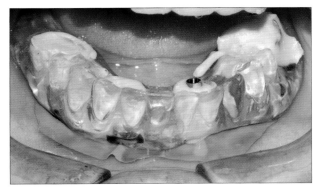

图35　用自凝树脂将基台与模板连为一体

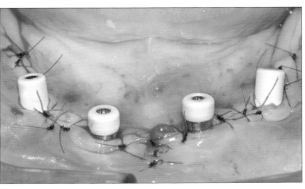

图36　用螺丝固位的塑料基台保护帽保护多基基台

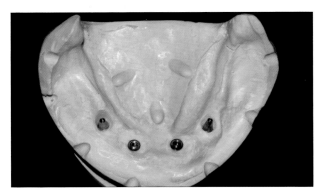

图37 模型与替代体

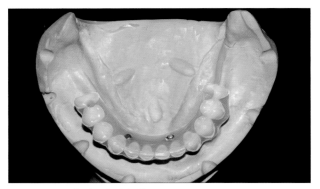

图38a 下颌临时固定修复体

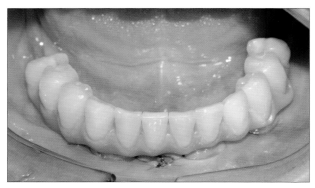

图38b 种植体植入24小时之后，临时修复体安装在种植体上

戴入即刻负荷的下颌临时固定修复体

随后，应用相同的技工室程序制作下颌临时固定修复体（图37和图38a），并在24小时后安装于种植体上（图35b）。确认桥修复体可以被动就位后，用较轻的手力拧紧固位螺丝。仔细调殆以获得与对颌牙列均匀、广泛的接触。告知患者与上颌手术及负荷后相同的注意事项。

最终修复体

无并发症愈合超过6周之后：叩诊确认上颌与下颌的所有种植体形成骨结合；软组织愈合，无异常。计划在上颌制作粘接固位的一体式二氧化锆基底全瓷最终修复体，下颌制作远中悬臂的螺丝固位复合式修复体。取下多基基台后，进入最终修复程序，使用聚醚材料制取上颌和下颌的种植体水平开窗式终印模（图39a，b）。

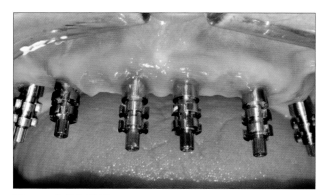

图39a 安放印模帽

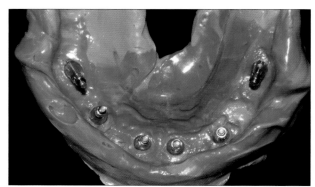

图39b 开窗式印模

面弓记录之后，认为因临时修复体的美学与功能参数合适，将其螺丝固位于最终工作模型上，用于第二次修复复诊时确定（椅旁）正确的三维颌位关系（图40a，b）。

第三次修复复诊时，口内试戴上颌和下颌的最终树脂基底。检查美学、语音和咬合，并进行微调（图41a～c）。根据此前确定的可用空间，技工室制作了用于CAD/CAM的钛基台蜡型（图42a，b）。制作出CAD/CAM钛基台之后（etkon，Straumann），准备在口内试戴粘接固位的最终基底的分段树脂基底（图43a，b）。

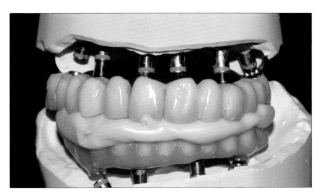

图40a　临时修复体螺丝固位于工作模型

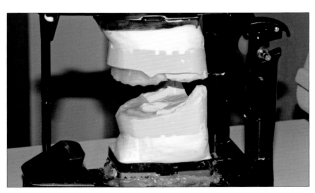

图40b　未戴临时修复体的模型位于𬌗架上

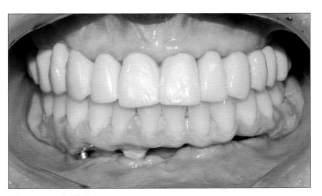

图41a　口内试戴

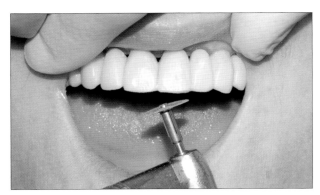

图41b　在此阶段可以进行微调

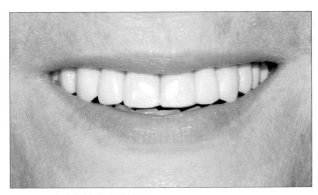

图41c　此阶段的患者微笑像

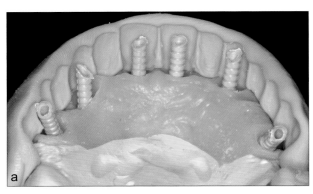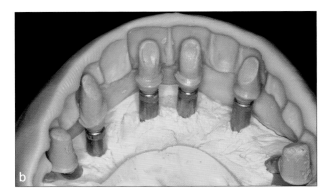

图42a，b 为CAD/CAM程序制作蜡型

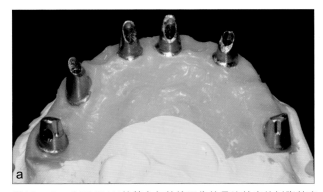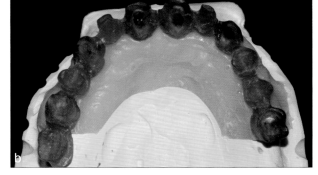

图43a，b CAD/CAM钛基台与粘接固位的最终基底的树脂基底

第四次修复复诊时，将最终钛基台螺丝固位于上颌种植体上。戴入分段的树脂试戴基底，并用少量自凝树脂将分段的基底连接为一体（图44a～c）。下颌复合式修复体的金属基底也在本次复诊时试戴。在下颌，最终修复体使用了多基基台（图45a，b）。远端悬臂长度是基于保守的设计方案，避免远中种植体的过度负荷（远中悬臂长度少于AP间距，通常最大值不超过1.5倍）。

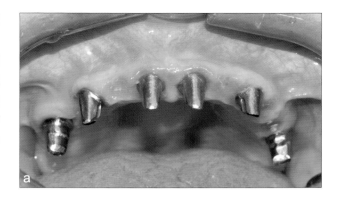

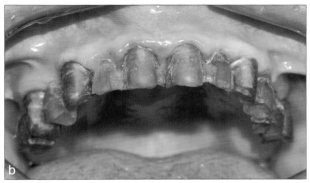

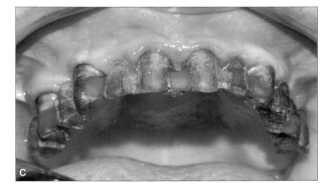

图44a～c　试戴分段的树脂基底

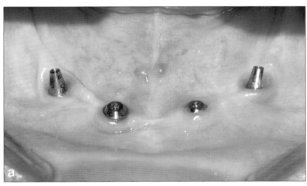

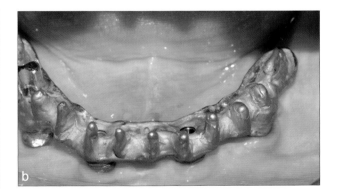

图45a，b　为戴入下颌最终修复体安放的多基基台

在技工室进行二氧化锆基底的最终设计（图46a，b），并发送至Straumann研磨中心制作二氧化锆基底（图47）。第五次修复复诊时，试戴最终基底，再次检查咬合、美学与发音。之后，完成瓷与树脂饰面，准备在第六次修复复诊时戴入最终修复体（图48a～c）。

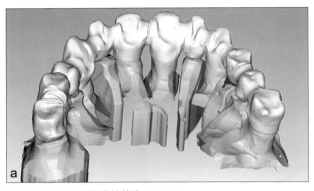

图46a，b　CAD设计的基底

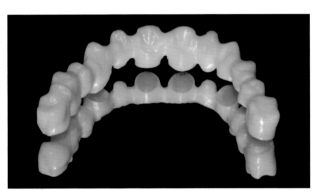

图47　完成的Straumann CAM基底

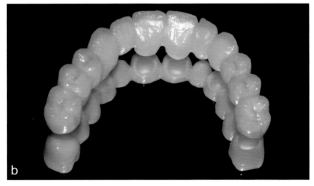

图48a～c　准备戴入的最终修复体

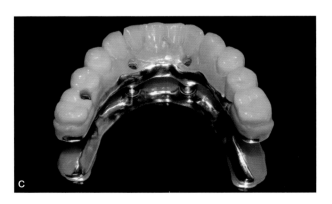

以35N·cm的扭矩旋紧个性化钛基台和多基台。确认被动就位，用临时粘接剂将二氧化锆全瓷桥修复体粘接固位。将下颌复合修复体以15N·cm扭矩螺丝固位于多基台上。用棉球和临时树脂充填材料封闭螺丝通道。

去除溢出的粘接剂之后，再次对患者进行口腔卫生宣教，建议患者使用特殊口腔保健工具（牙线Super-Floss Oral-B和间隙刷）。

患者感觉舒适并对种植修复体的美学（图50）、发音与功能非常满意。

拍摄曲面体层放射线片证实了最终修复基底的正确就位（图51）。

每4个月进行一次随访与口腔卫生专业维护，每年进行一次放射线对照检查（图52a～d）。

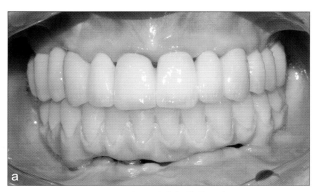
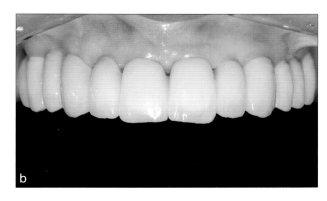

图49a，b 戴入上颌和下颌最终修复体的口内观

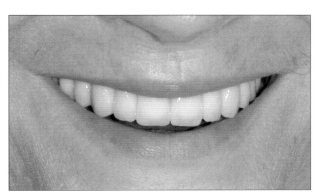
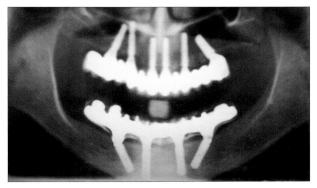

图50 治疗完成后的患者微笑像

图51 曲面体层放射线片证实最终基底的正确就位

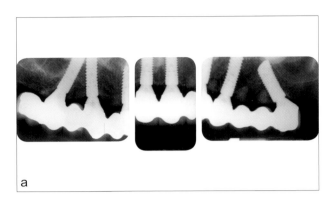

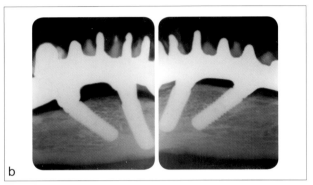

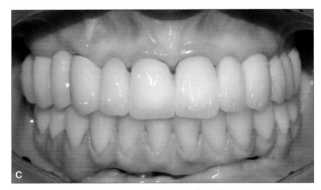

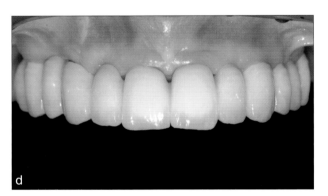

致谢

技工室程序
Carlo Pedrinazzi － Milan,Italy
Roberto Colli － Milan,Italy

图52a～d　负荷12个月之后的临床与放射线检查，显示种植体周围软组织和硬组织稳定

6.2.6 上颌与下颌分别植入8颗和6颗种植体即刻负荷，最终修复体分别为四单位和三单位固定修复体

G. O. Gallucci, J. P. Bernard, U. C. Belser

已有足够的科学依据证明用全牙弓固定临时修复体进行即刻负荷的种植体，骨结合成功率与常规或延期负荷的种植体相似，并且有关于牙列缺失的多种即刻临时修复体技术的报道。某些治疗方案在以下几个方面存在差异：预先制作的临时模板或由总义齿调改；术中印模或直接重衬；粘接或螺丝固位的临时修复体。本章中，不论术中印模或直接重衬均推荐用总义齿调改的方法。另一方法为利用预先制作的临时修复体在口内调改（直接重衬）或在技工室调改（在术中印模获得的工作模型上）。

尽管有关于种植体即刻负荷方法的大量报道，但仅限于牙列缺失患者固定修复治疗的临时修复阶段。综合治疗计划应当包括诊断阶段，临时修复阶段和至关重要的最终修复和设计。

以下病例报告为57岁男性患者，上颌和下颌均为覆盖义齿，希望固定修复。

诊断计划

患者的选择与诊断阶段，对全口牙列缺失患者计划进行种植体支持的固定修复尤为重要。

在诊断阶段，要评估所期望效果的可行性。不管是否使用即刻临时修复体，都要对体征、外科、修复、咬合/功能以及美学等方面进行治疗前的临床评估。然后，制作诊断蜡型或试排牙以评价以上提及的所有参数（图1a～g）。

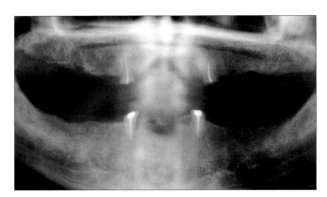

图1a 初诊时的放射线检查

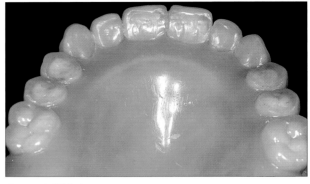

图1b 上颌蜡型

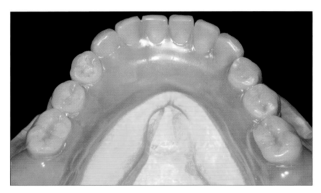

图1c 下颌蜡型

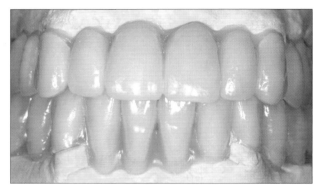

图1d 无唇侧基托蜡型的正面观

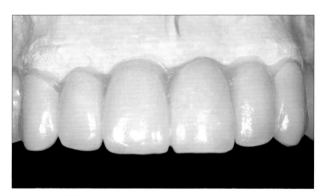

图1e 美学设计

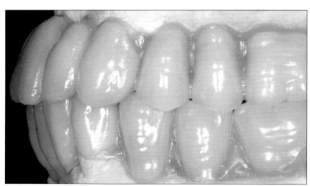

图1f 试排牙与牙槽嵴的位置关系

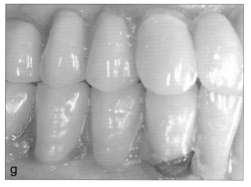

图1a～g 诊断蜡型

在前庭侧没有蜡基托的模型上，要特别认真地排列丙烯酸树脂人工牙，为固定修复体形成正确的穿龈轮廓（图1c，d）。在腭侧和舌侧面，则采用与总义齿相同的排牙方法（对人工牙的支持和固位：图1b，c）。该诊断蜡型用于评估咬合、美学参数以及牙与牙槽嵴的关系（穿龈轮廓：图1d～g）。此外，实施治疗之前，需获得患者同意，尤其在美学方面。

即刻种植体负荷

评估口内和口外参数之后，复制诊断蜡型，制作出临时修复体模板和外科导板（图2a～f）。由诊断蜡型复制出临时修复体模板和外科导板，可以还原每个治疗阶段的相关信息。

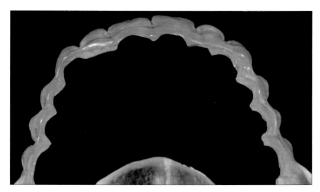

图2a　上颌外科导板

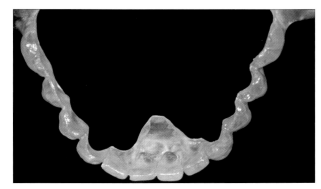

图2b　下颌外科导板

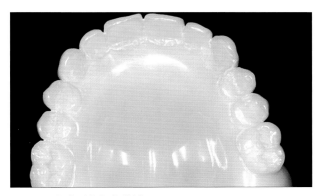

图2c　上颌临时修复体模板

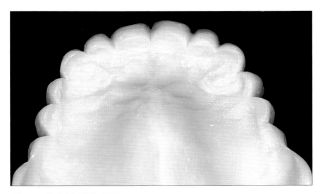

图2d　上颌临时修复体

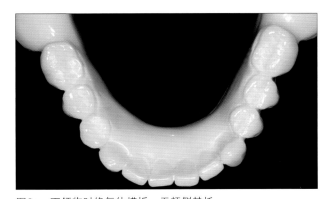

图2e　下颌临时修复体模板，无颊侧基托

图2a～f　由诊断蜡型复制出外科导板和临时修复体模板

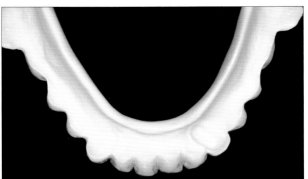

图2f　下颌临时修复体，无颊侧基托

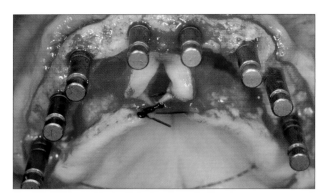

图3a　直径3.5mm的平行测量杆

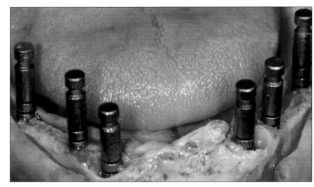

图3b

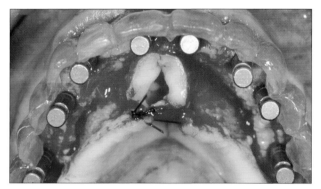

图3c　检查平行性

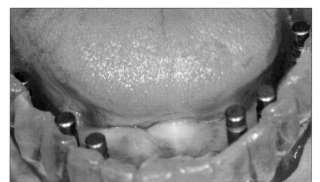

图3d

　　种植窝预备过程中使用外科导板，并用平行测量杆控制轴向。按照最终修复体设计，策略性分布Straumann标准种植体。取下种植体的携带体之前，可以用外科导板检查种植体的平行度（图3a～i）。

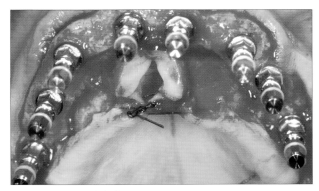

图3e 植入后的种植体

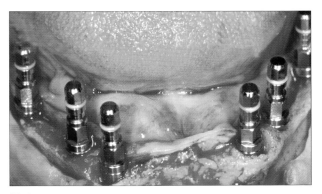

图3f

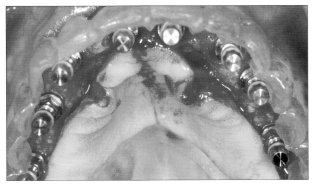

图3g 种植体轴向

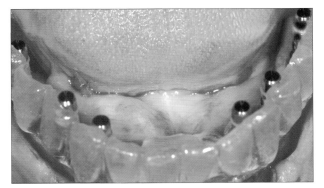

图3h

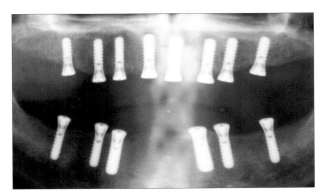

图3i 种植体植入后的放射线检查

由于所有种植体都是在外科导板（蜡型的复制品）控制下植入，临时修复体模板上的穿孔与种植体位置匹配（图4a～i）。随后，将消毒后的螺丝固位钛临时桥基台安放在各个种植体上。橡皮障片完全穿过基台，并覆盖在基台周围以保护创面。充分地扩大模板开孔，避免模板与钛基台有任何接触，仅获得腭侧／舌侧面黏膜的支持。用手指

固定临时修复体模板，用丙烯酸树脂将模板与钛基台的冠部粘接在一起。制取基台皮卡印模之后，从口内取下临时修复体模板，送至技工室制作临时修复体。钛基台和临时修复体模板之间的剩余间隙内填满丙烯酸树脂，在每个基台处形成正确的穿龈轮廓。钛基台完全固定至临时修复体模板之后，就可以去除模板的腭侧／舌侧部分。

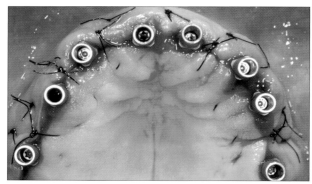

图4a　安放临时基台

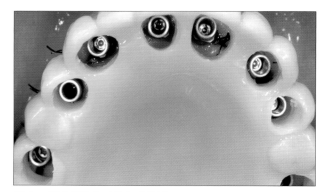

图4b　调改后的临时修复体模板

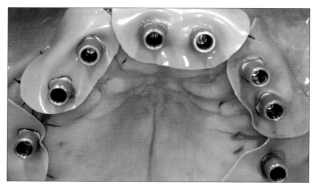

图4c　保护创面

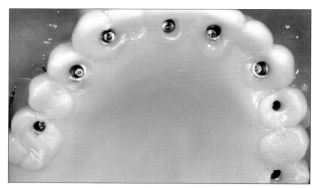

图4d　粘接

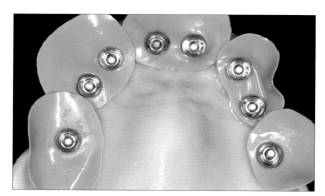

图4e　取下的模板

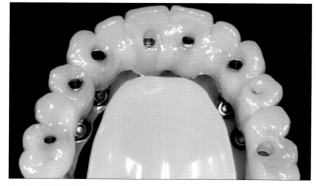

图4f　技工室制作

此时，已经制作出螺丝固位的临时修复体，戴入口内，并用曲面体层放射线片检查钛基台的边缘密合性（图4i）。该方法能在手术当天为患者提供一个种植体支持的固定临时修复体。

总之，这种皮卡技术，依靠临时修复体模板腭侧／舌侧部分进行定位，避免了术中印模和直接重衬，同时也保留了预先选择的人工牙位置和咬合关系。

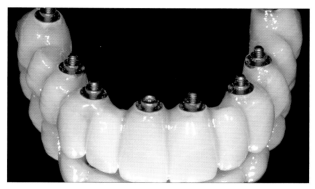

图4g　即刻临时修复体

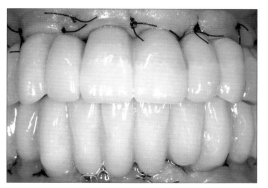

图4h　戴入上颌和下颌即刻临时修复体

图4a～i　种植体即刻负荷技术

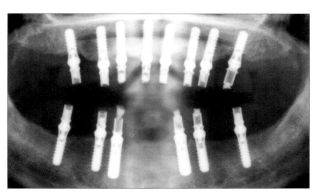

图4i　上颌和下颌同时即刻负荷后的放射线检查

最终修复体

　　功能性负荷4个月之后，用开窗式个性化托盘和螺丝固位印模帽（Straumann Dental Implant System, Straumann, Basel, Switzerland）制取终印模。在上颌和下颌工作模型上制备咬合记录蜡型（ORDs）。在口腔内咬合记录时，先在中切牙之间断开全牙弓临时修复体。随后，在口腔的一侧安装上颌和下颌的咬合记录蜡型，而"半口临时修复

体"仍留在对侧（图5a～f）。因此，当一侧的半口临时修复体维持着垂直距离和正中关系时，用丙烯酸树脂将另一侧的上颌与下颌的咬合记录蜡型连接为一体。接着，留在口内的上颌与下颌半口临时修复体再由咬合记录蜡型代替。此时，垂直距离由之前连接后的咬合记录蜡型维持。在对侧重复同样的步骤完成咬合记录。然后，在技工室将上颌与下颌连为一体的咬合记录蜡型安装在工作模型上。

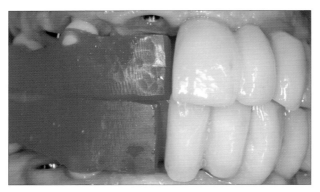

图5a　一侧的咬合记录蜡型就位

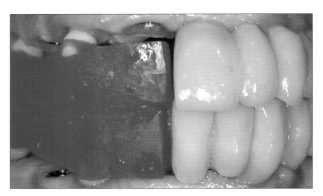

图5b　连接为一体的同侧咬合记录蜡型

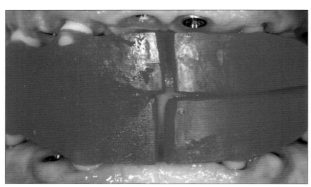

图5c　对侧的咬合记录蜡型就位

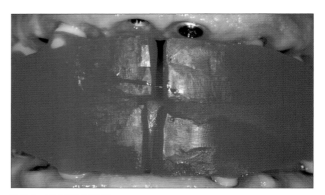

图5d　完成咬合记录

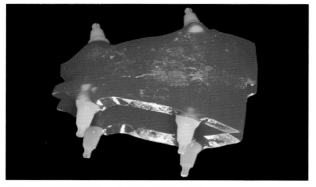

图5e　取下已经连为一体的咬合记录蜡型

图5a～f　咬合记录

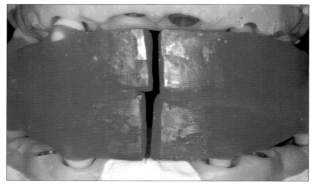

图5f　安装在工作模型上

这种半口修复体交叉技术进行分段咬合记录的方法，对维持垂直距离和正中关系非常有效。

技工室和临床程序中都要用到最终基台。在铸造和精修后，试戴支架，评估被动就位。最终分段修复体由上颌4段、下颌3段局部固定义齿组成（图6a～e）。用分层技术再现最终修复体的外形、质地和色泽，在试戴时调整最后的咬合和美学效果。将实心基台或八角粘接基台从工作模型转移至口内，以35N·cm扭矩拧紧，最终修复体就位，用临时粘接剂粘接固位。治疗全口牙列缺失患者，建议采用6～8颗分布于前牙和后牙位点的种植体支持分段式的固定修复体的设计。

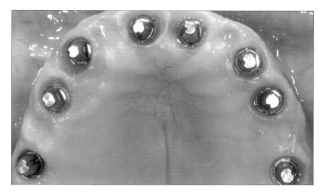

图6a　安装实心基台

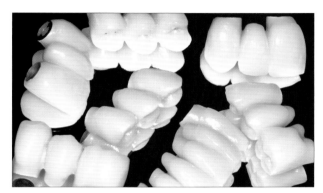

图6b　分段的最终修复体

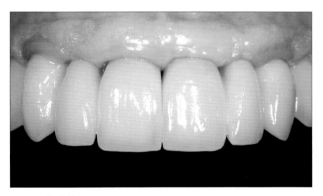

图6c　美学效果

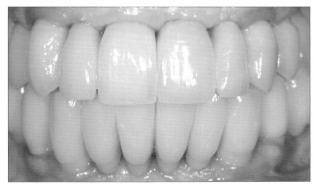

图6d　戴入后的最终修复体

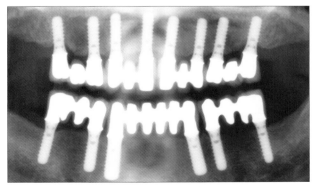

图6e　戴入最终修复体之后的曲面体层放射线片

图6a～e　最终修复体

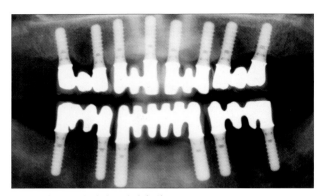

图7 5年后随访时的最终修复体

总结

在整个种植修复的治疗过程中，为了评估治疗的可行性和提供可以复制的信息，需要完善的诊断计划。即刻负荷方案可以用于牙列缺失患者，并具备良好的长期预后。然而，可以重复使用的临时修复体模板技术将允许当天戴入即刻负荷的临时修复体。策略性地分布种植体和临时修复体模板技术，将有利于为最终修复体（图7）预期长期、可靠的效果。

致谢

外科程序

Dr.Jean－Pierre Bernard－Geneva, Switzerland

修复程序

Dr.German O.Gallucci and Prof. Urs C.Belser－Geneva, Switzerland

技工室程序

Dental Technician Michel Bertossa－Geneva, Switzerland

6.2.7 上颌与下颌各植入6颗种植体即刻负荷，数字化设计和引导外科，最终修复体为全牙弓CAD/CAM金属基底固定修复体

A.Tahmaseb,R.De Clerck,D.Wismeijer

牙种植体即刻负荷越来越受到医生和患者的欢迎。种植体植入后直接戴入修复体，并应用微创手术（不翻瓣手术）的理念，使种植治疗方案更易于被医生和患者所接受。然而，即刻负荷要求复杂且准确的计划。

为实现该治疗计划，拍摄传统的曲面体层放射线片和根尖放射线片时，患者通常戴有模拟术前修复设计的放射线模板。然而，这些放射线片并不能提供所有的必要信息。此外，某些治疗方案要求在诊断模型上制作传统的外科导板，由此确定种植窝预备的定点和轴向，但难以参照下方的解剖结构或提供准确的三维导航。

为解决这些限制，依据一些新技术，做了大量的研究工作，确保获得与术后修复体和解剖参数相关的理想的种植体三维位置。口腔种植学一项重要的成果是引入了计算机断层扫描（CT）的三维种植设计软件和计算机辅助设计／计算机辅助制作（CAD/CAM）技术。患者戴有修复性试排牙的数字化CT影像，包括锥形束计算机断层（CBCT）影像（图1和图2），可以将治疗区转换为虚拟的三维模型（图3）。

虚拟的三维模型再现了骨性解剖结构的真实视野，可以进行精细的、以修复为导向的"虚拟外科"。

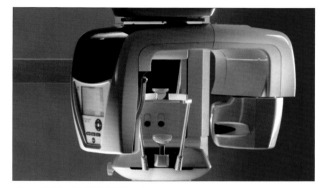

图1　锥形束计算机断层机（CBCT）

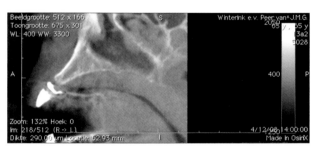

图2　戴有扫描义齿的CT扫描

　　将虚拟外科的数字信息转移到临床上，有许多不同的方法。

　　静态系统：在种植体外科植入之前决定种植体位置，并用外科导板将信息转移至术区。静态系统也称作基于导板的系统（图4）。

　　CT扫描提供能够获得种植体植入三维导向的影像数据。外科导板则标示了种植窝预备的方向和位置。

　　通过转换计算，机械定位装置或自动钻孔单元将放射线模板转换为外科导板。其他方法，包括CAD / CAM技术生成光固化种植窝预备导板。

　　动态系统：包含了与诊断和设计相类似的功能，并使用计算机显示器上的视觉影像工具将选择的种植体位置转移至术区，并非静态的引导。通过获得的解剖信息，医生可以更改外科程序和种植体位置。由于医生在术中可以观察具备三维解剖关系的种植窝预备"替身"，能够基于丰富的数据进行适时调整。实质上，导航系统提供了一个可视、可调改的外科支架或导板。

　　钻针跟踪能按照预定轨道进行口内种植窝预备的实时跟踪。外科导航系统在椅旁屏幕上应用实时性解剖匹配，重建三维影像数据，使当前外科器械位置可视化（图5）。

　　使用这些计算机辅助引导技术通常还仅限于种植治疗的外科程序。修复程序仍然需要实施传统方案。

　　许多上述提及的技术已经或正逐渐成为常规临床技术，本治疗指南将介绍一例应用此技术的病例。我们强调支持此技术或类似技术的文献有限，在能够作为循证医学的倡导之前有必要进行进一步的研究。

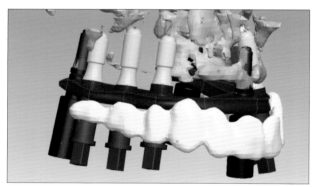

图3　CT数据处理后的三维影像

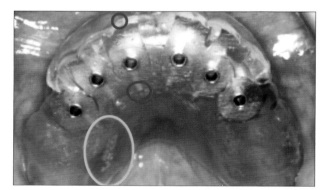

图4　静态种植窝预备模板（Materialise）

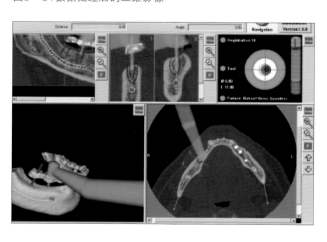

图5　动态的计算机导航

表1 治疗时间表

	临床	技工室	CAD/CAM
第1天	植入微型种植体，制取印模	灌制工作模型	
第2天	修复阶段，咬合记录	试排牙蜡型，修复体	
第3天	试戴试排牙	硫酸钡树脂制作CT试排牙，通过基托部分将其固位于微型种植体上	
第4天	戴有固位于微型种植体上CT试排牙的CT扫描		
第5天	将dicom文件导入治疗计划软件		
第6天	向CAD设计中心输出治疗设计数据		设计存留模板和上部结构基底，将设计传输至牙医核准
第7天	将设计影像导入治疗计划软件进行虚拟检查		
第8天			将核准的设计传输至研磨中心制作产品
第9天		完成上部结构基底和最终修复体	
第10天	种植体植入并戴入修复体		

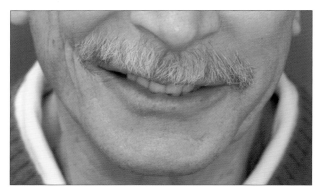

图6 男性患者，上颌与下颌牙列缺失，总义齿，低位笑线

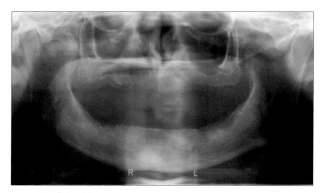

图7 曲面体层放射线片显示上颌与下颌中度吸收

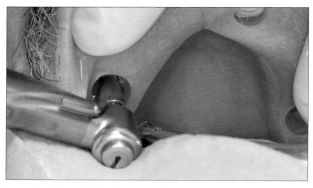

图8 不翻瓣植入参考微型种植体

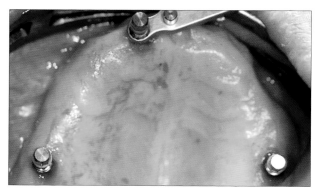

图9 上颌植入微型种植体

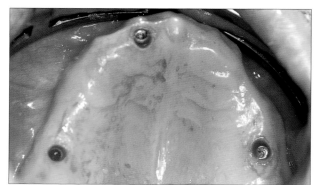

图10 上颌微型种植体的分布

病例报告本病例描述包括：基于CT扫描影像的引导外科的改良概念；使用微型种植体作参考将信息从计算机转移至患者，通过计算机处理制作数字化、非立体平板式、研磨制作的外科导板。三维影像结合（微型）种植体，允许数字化的病例治疗计划和设计，制作外科导板，最后在外科手术同时安放最终上部结构。

65岁男性患者，全口牙列缺失，由于长期缺牙导致中度牙槽嵴吸收（Cawood IV类），转诊至阿姆斯特丹大学口腔门诊咨询（图6）。

通过临床检查和既往病史确认患者健康状态良好。可摘义齿的问题包括舒适度和稳定性较差，不能正常行使功能，最重要的是心理障碍和不愿意总是戴用可摘义齿。

基于临床检查、曲面体层放射线片（图7）和上𬌗架的研究模型，建议在上颌与下颌都进行种植体支持的固定修复体修复。

在真正的种植外科手术3周之前，不翻瓣、穿龈植入6颗参考种植体（微型种植体，直径3mm，长度6mm），上颌与下颌各3颗（图8～图10）。

微型种植体呈三角形分布，不会干扰将来最终种植体的位置，并确保将使用的外科导板的稳定性。上颌微型种植体植入于中线和上颌结节，在下颌位于中线和磨牙后区。初诊时，在研究模型上确定这些位置。植入微型种植体后，安放印模帽，用聚醚印模材制取印模。用微型种植体替代体制作石膏工作模型（图11）。

修复程序包括以下阶段：

- 咬合记录程序。
- 口内咬合记录。
- 蜡型试排牙，美学和功能评估。
- 用硅橡胶包裹，复制试戴满意的试排牙。

用含有硫酸钡的树脂制作CT试排牙（Vivo－TAC/OrthoTAC, Ivoclar Vivadent, Schaan, Liechten－stein）。

该诊断性CT试排牙代表将来的最终修复体。固定式CT模板可以正确评估美学、功能和咬合。CT扫描时，用特殊设计的螺丝将CT模板固位于微型种植体上（图12）。

这种特殊的螺丝不仅固定CT模板，也可以计算和校正CT误差。有报道指出，必须考虑到金属引起的CT影像扭曲，误差范围在0.5～1.0mm。螺丝尺寸已经设定，在顶端有阻射性牙胶标记，这将在CT影像上观察到，可以校正由微型钛种植体引起的误差和周围的扭曲。CT扫描之前，用特殊螺丝将模板连接于微型种植体。用设计软件处理CT数据以获得多层横断面和三维影像（Exe－Plan Software, Brussels, Belgium）（图13和图14）。

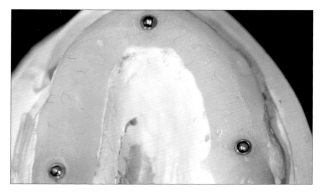

图11　制取微型种植体印模后的工作模型

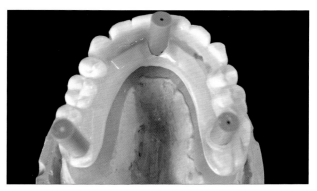

图12　用硫酸钡树脂拷贝修复性试排牙获得的扫描义齿，固定于微型种植体上，使用校准基托校正CT误差

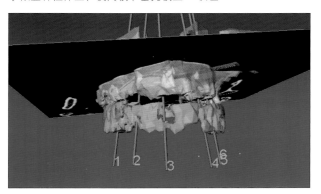

图13　设计软件上带有上颌虚拟种植体的三维模型

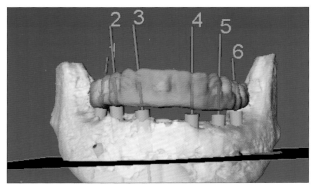

图14　设计软件上带有下颌虚拟种植体的三维模型

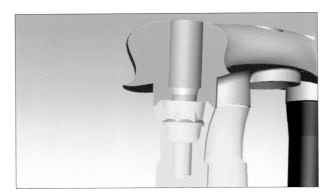

图15　种植体与上部结构的横断面

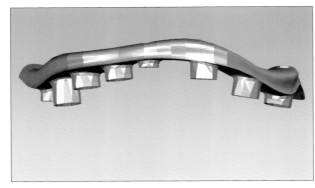

图16　上部结构的CAD模型

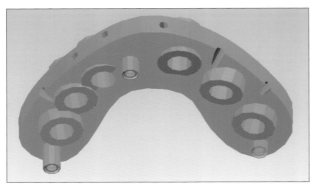

图17　外科导板的CAD模型

基于可用骨量、将来的最终修复体及其下方的解剖结构的考量，虚拟植入12颗Straumann标准种植体，上颌与下颌各6颗。将治疗计划数据导入CAD软件，用同一组数据设计外科导板和将来的上部结构基底（图15～图17）。将设计结果输回治疗计划软件，虚拟检查密合性。使用相同的数据设计外科手术、手术模板和上部结构，减少可能发生于数据转移或扫描时的转换误差。

种植计划和结构设计得到确认之后，将数据传输至生产工厂（ES Tooling, Beringen, Belgium）。

用同步五轴铣床制造外科导板（PEEK复合树脂）和钛基底。

在口腔技工室（Van de Bijl TTL, Tilburg, Netherlands），用治疗最初的同一个工作模型，在钛基底上制作最终修复体（图18和图19）。

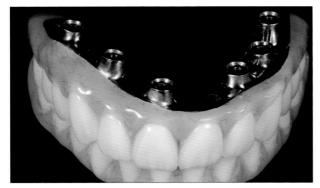

图18　最终修复体

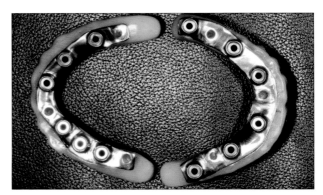

图19　最终修复体组织面显示基底设计

先做上颌手术，利多卡因局部麻醉（Alphacai－ne SP, Oral Hygiene Center, Netherlands）。用金螺丝将外科导板连接于微型种植体上。种植窝预备模板稳定性好，原因是微型种植体与Straumann标准种植体类似的稳定性内连接，以及微型种植体的三角形分布（图20）。

每颗种植体植入时进行种植窝序列预备：用环形刀环切黏膜开始直至最后一级种植窝预备。使用专用的种植体旋入器植入种植体（图21和图22）。

种植窝序列预备包括3个不同的钻针直径，每级种植窝预备时长度增加2mm以防止骨切割时扭矩过大。

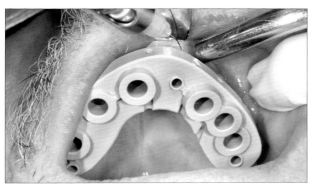

图20　上颌外科导板与微型种植体相连

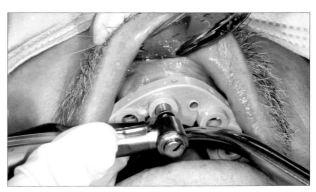

图21　种植窝预备时通过外科导板全程导航

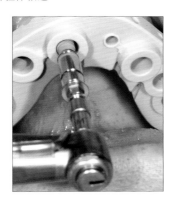

图22　通过外科导板植入第1颗种植体

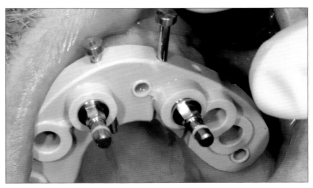

图23　精确定位钉确认种植体的最终位置位于预先设定的深度

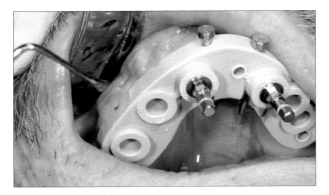

图24　2颗种植体就位

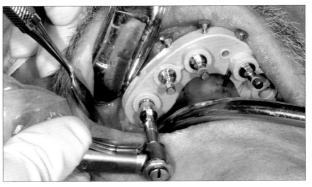

图25　植入上颌后部的种植体

引导环的直径与所有钻针的直径相同，与种植窝预备模板精确密合。每个钻针上的止停器决定了种植窝的深度。

更精确植入种植体的另外一个部件为精确定位钉，它使种植体准确就位于预先设定的深度（图23）。

上颌每颗种植体重复上述步骤（图24～图26）。

最后一颗种植体植入后，去除金螺丝取下外科导板（图27）。

最后，下颌也重复以上步骤（图28～图31）。

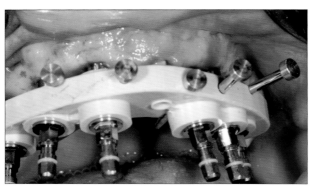

图26　植入所有种植体

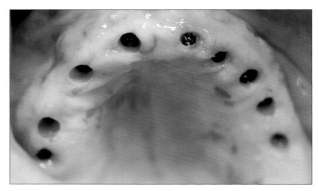

图27　取下外科导板。不翻瓣的外科技术

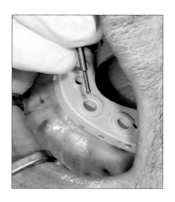

图28　在下颌固定外科导板

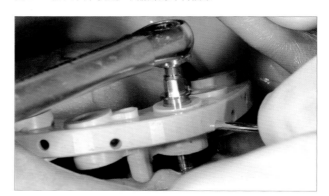

图29　下颌种植窝预备

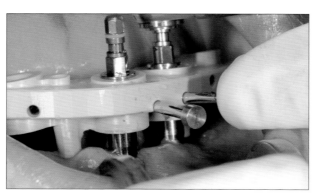

图30　精确固位钉引导和控制种植体植入

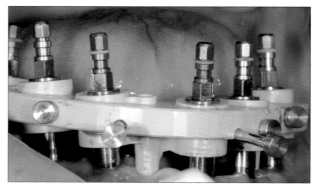

图31　植入所有种植体

种植体植入之后，直接将最终修复体即刻螺丝固位于种植体上，没有使用连接基台（图32a～c）。

去除微型种植体。安放上部结构之前用曲面体层放射线片评估其密合性（图33），并检查咬合。进行很少量的调殆（图34～图36）。

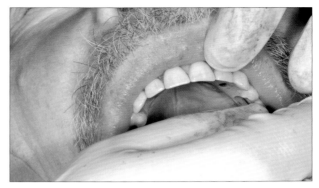

图32a 上部结构直接安放于种植体上，没有基台

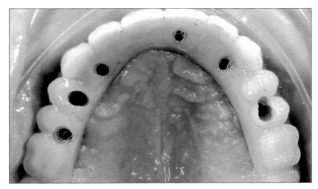

图32b 上颌上部结构

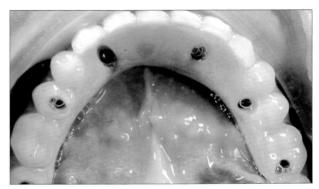

图32c 下颌上部结构

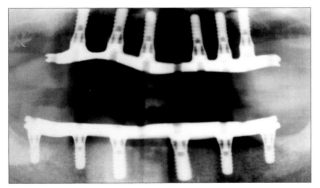

图33 植入后的曲面体层放射线片显示种植体和上部结构

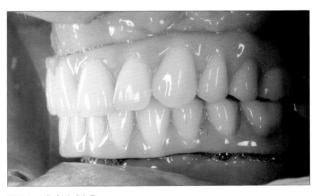

图34 咬合左侧观

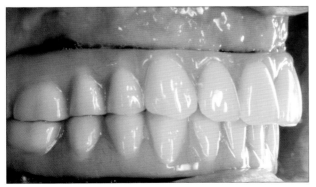

图35 咬合右侧观

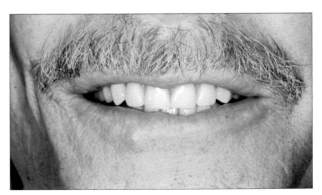

图36 笑线

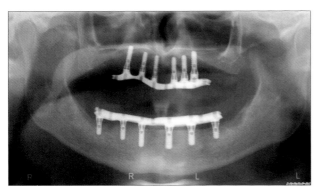

图37 1年随访，重新戴入修复体后的即刻放射线片。上颌右侧后部远端种植体应拧紧

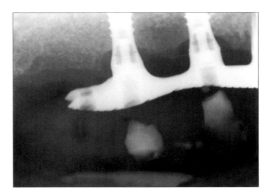

图38 上颌右侧根尖放射线片，扭紧之后，正确就位

患者2周、6个月和1年后随访检查（图37～图39）。

2周：
- 无术后疼痛或不适。
- 可以进食和咀嚼。
- 满意的美学效果和舒适度。
- 复合树脂覆盖殆面螺丝孔。

6个月：
- 满意度高，没有不适。
- 下颌修复体丙烯酸树脂出现微小碎片。

12个月：
- 取下上部结构，共振频率分析（Ostell）和探诊深度测量，RSQ值为70～80。
- 修复丙烯酸碎片，重新戴入修复体。

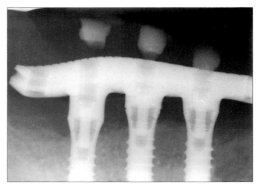

图39a 上颌左侧放射线片

致谢

修复程序
A.Tahmaseb

技工室程序
Dental lab vld Bijl – Tilburg,The Netherlands

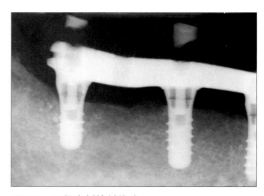

图39b 下颌右侧放射线片

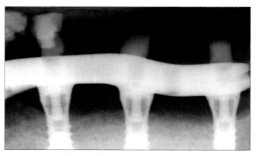

图39c 下颌左侧放射线片

7 牙列缺失患者种植修复后的并发症

P. Casentini, D. Wismeijer, M. Chiapasco, G. O. Gallucci

牙列缺失的种植治疗已经获得证实，是可预期的治疗方案。但是，与种植治疗相关的并发症并不罕见。这些并发症并非总是能够避免，即使对于经过良好培训和富有经验的医生而言，也不总是能够预见长期的生物和机械并发症。因此，植入种植体就意味着必须执行严格的维护制度。戴入修复体之后，希望患者能够定期回访，进行种植体周围组织和修复体本身的定期检查。经过评估，一旦确认获得了稳定的状态，就可以制订一个基于患者个体的定期随访计划。建议系统性地持续监测种植体周围组织的状态，也需要按照具体的修复情况持续性地监测种植体支持的修复体。随访时，应当评估以下临床和放射线参数：

种植体周围组织：菌斑和牙石
　　　　　　　　出血
　　　　　　　　退缩
　　　　　　　　骨丧失（探诊）
　　　　　　　　放射线检查

上部结构：　　　咬合关节
　　　　　　　　𬌗面磨耗
　　　　　　　　修复体固位力
　　　　　　　　附着体松动
　　　　　　　　基台状态（取下上部结构检查）

强烈建议定期监测种植体周围组织，以利于种植体周围疾病的早期诊断。必须去除菌斑和牙石，有时将不得不对患者再次教育。评估探诊出血，记录种植体周围的探诊深度。骨丧失可以通过探诊和根尖放射线片进行评估。每2年必须拍1次根尖放射线片，因为甚至表面看似健康的患者也可以发生骨丧失的快速进展。图1a～f表述了种植体支持的覆盖义齿的常规随访。

主要的并发症类型包括：
· 软组织并发症
· 维护存在问题
· 固位系统失败
· 修复体折断
· 种植体周围感染导致的骨丧失
· 过度负荷和缺乏被动就位导致的骨丧失
· 种植体折断
· 治疗计划欠妥导致的骨丧失

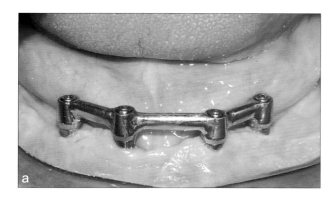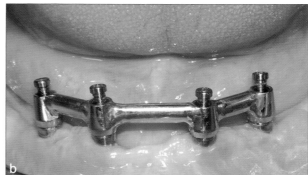

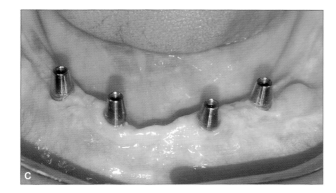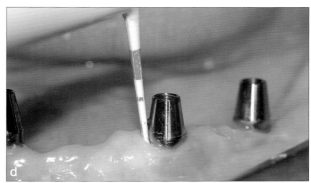

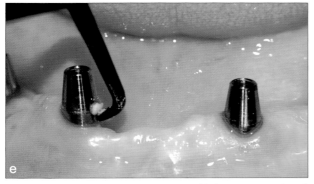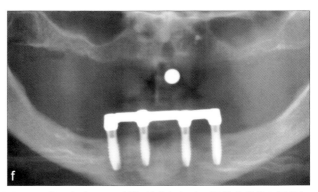

图1a~f 种植体支持的覆盖义齿的患者按计划随访。从种植体上将杆取下进行清洁。用塑料探针进行探诊，评价种植体周围软组织。如果存在菌斑和牙石，用塑料或聚四氟乙烯的手用或超声刮治器去除。这个病例只有少许菌斑沉积，种植体周围组织显得非常健康。对照性放射线片确认种植体周围骨组织无丧失

7.1 软组织并发症

支持覆盖义齿的种植体必须由角化组织袖口所包绕。角化组织的存在可能对种植体长期预后的影响微乎其微，但它似乎对患者的舒适度发挥重要作用。如第3章所述，缺乏角化组织会导致种植体周围疼痛，对患者的口腔卫生维护产生负面影响，远期甚至导致种植体周围软、硬组织破坏（图2a，b和图3a，b）。因此治疗计划必须能够保证种植体周围为角化组织愈合，或在移植后获得角化组织。如果没有角化组织，通常需要组织移植进行外科纠正（图4a～g）。

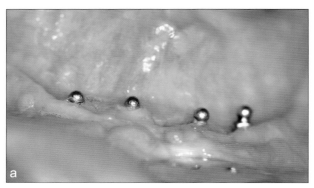
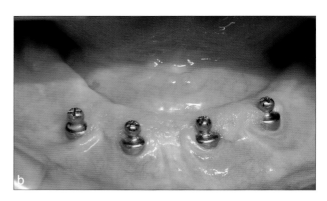

图2a，b 球附着体周围缺乏角化组织

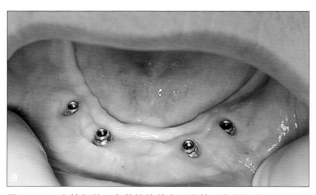
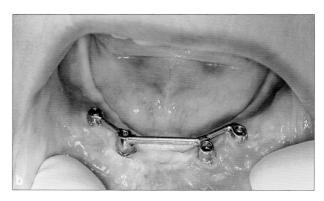

图3a，b 支持杆的4个种植体基台周围缺乏角化组织

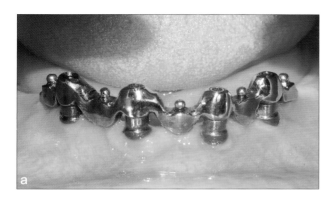
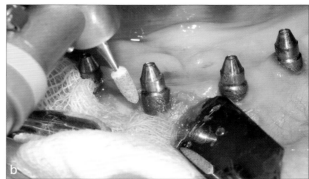
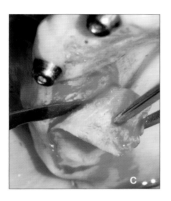
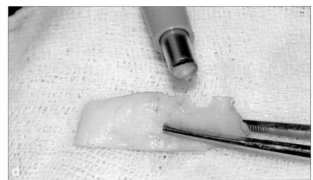
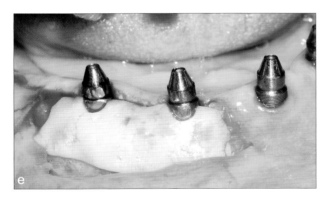
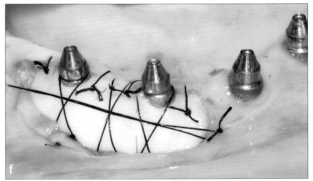
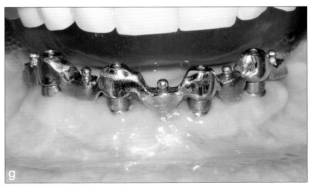

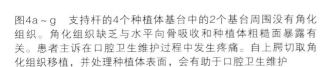

图4a～g　支持杆的4个种植体基台中的2个基台周围没有角化组织。角化组织缺乏与水平向骨吸收和种植体粗糙面暴露有关。患者主诉在口腔卫生维护过程中发生疼痛。自上腭切取角化组织移植，并处理种植体表面，会有助于口腔卫生维护

　　有时可见覆盖义齿下方的软组织增生。对该现象存在几种解释，包括不充分的口腔卫生维护和杆与组织之间空间不足。进行以菌斑控制为主的综合治疗方案（图5a，b）。但是对于某些病例，必须切除部分软组织和修改上部结构的设计，以避免复发。

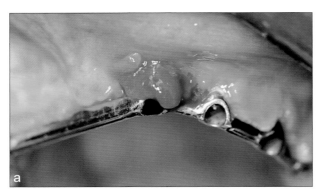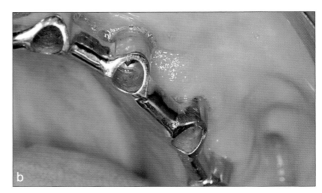

图5a，b　上颌种植体支持的覆盖义齿下方软组织增生治疗之前和之后。没有骨丧失。治疗包括取下上部结构，清洁种植体表面和瓣复位

7.2 维护入路

任何上部结构的设计都必须实现充分的口腔卫生维护。牙科技师设计的上部结构必须方便常规口腔卫生维护工具的使用。还必须保证充分的种植体间距。桥体也必须遵从卵圆形桥体设计理念，不能存在难以清洁的凹陷区。只要有可能，就必须避免盖嵴式设计（图6和图7a，b）。

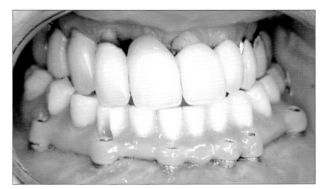

图6　安氏Ⅲ类患者的牙周状况很差，戴有特别难以清理的固定修复体

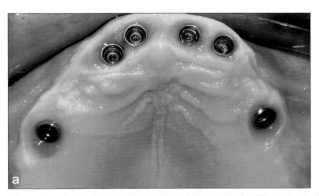
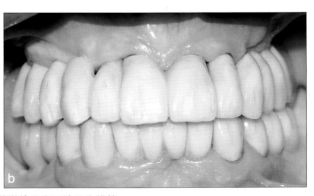

图7a，b　右侧中切牙和侧切牙位点种植体之间的距离太近，危害美学效果和口腔卫生维护

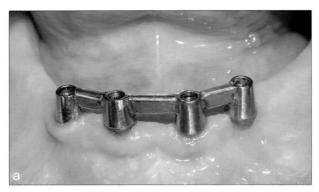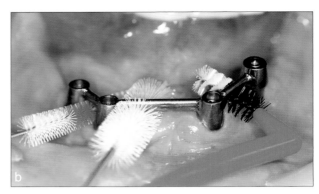

图8a，b 种植体分布良好、距离充分，对于口腔卫生维护非常重要

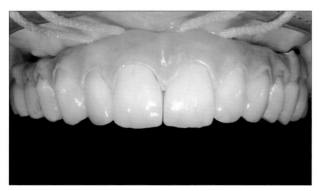

图9 对复杂的修复病例，修复体的设计都应有利于充分的口腔卫生维护

7.3　固位系统的失败

随着时间的推移，覆盖义齿的固位系统会因使用而发生磨损。当固位卡和阴型松弛，患者就会抱怨固位力下降。但是，可以使用特殊工具恢复固位装置的固位力（图10a～c）。

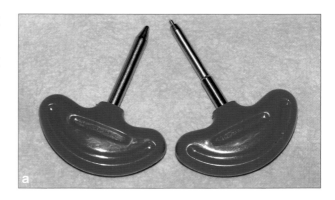

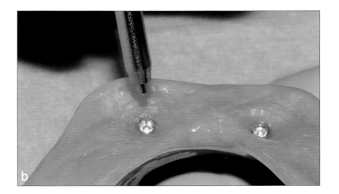

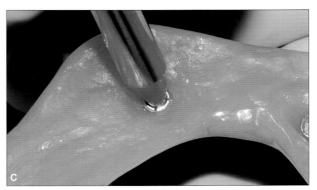

图10a～c　如果需要，金质阴型可被紧固或松弛，以达到相应的固位力

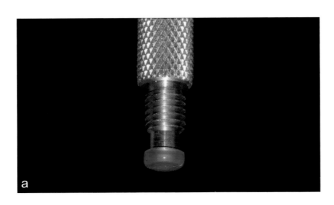

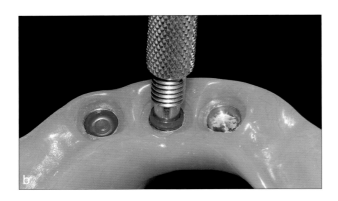

按照自固位附着体的说明，只要更换塑料阴型，就可根据患者的需求调节固位力（图11a～c）。

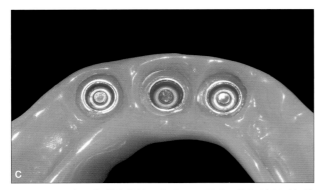

图11a～c 自固位附着体的固位装置可通过更换塑料阴型组件的办法来增加固位力

但是，总有不得不更换阴型的时候。对于多数病例，可以通过重衬方法实现。自义齿中取出阴型，制取包含基台的义齿承托区印模。在技工室，将新的阴型用树脂聚合到义齿中。阴型必须完全平行，否则阴型的卡会在戴入义齿时发生弯曲，它们的固位力会迅速下降。也可在椅旁完成这一过程

（图12a～f）。但是，这不是首选的方法，因为在此过程中很难完全平行地放置阴型。同时还存在树脂聚合进阴型的风险，导致摘下义齿的过程非常困难，不是损伤软组织就是可能损坏义齿。该方法只是在紧急情况下使用。

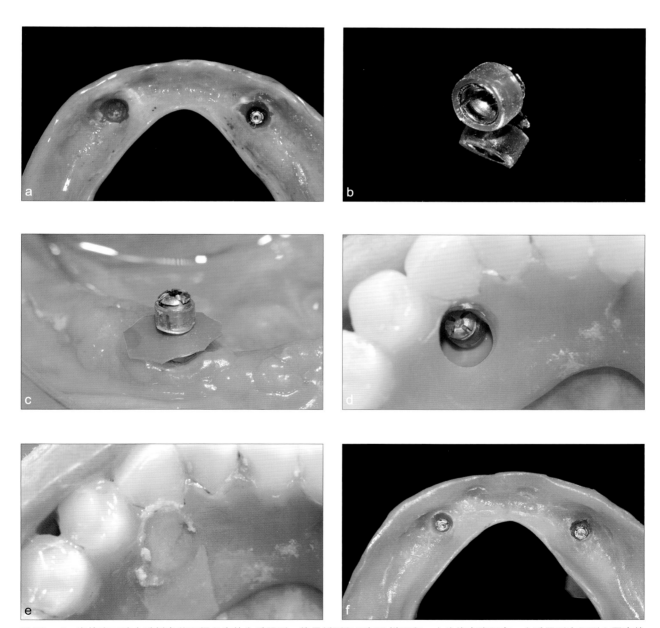

图12a～f　直接在口腔内重新安装下颌义齿的金质阴型。使用新型聚四氟乙烯环和一小片橡皮障隔离，金质阴型在阳型上再次就位。然后磨穿义齿检查阴型的三维位置，接着用自固化的树脂重衬并精修

也可以在更换杆的固位卡的过程中应用重衬程序。必须更换卡时，从基台上取下上部结构，自义齿中取出卡，然后用塑料定位柱将杆复位。塑料定位柱卡进基台的螺丝通道内，将杆固位。用覆盖义齿制取印模，将杆一起取在了印模内。在技工室，技师可以在现有义齿内放入新卡（图13a～c）。

以下病例（图14和图15）是87岁患者，为2颗种植体上球附着体的覆盖义齿。最初的并发症原因是种植体过度负荷和感染，但主要归咎于医疗操作失当。修复医生直接在口内用自固化树脂重衬义齿，完成重衬后不能取下义齿，预约患者3天后复诊。3天后复诊时仍然不能取下义齿，他告诉患者她拥有了一个固定义齿，并需要保持清洁，然后让患者回去。2年之后，将患者转诊来种植门诊。

我们在未造成下颌骨骨折的情况下取下义齿。取下义齿时，1颗种植体仍然附着在阴型中。清创之后，建议患者停止戴用义齿4周。下颌骨没有骨折，决定继续用剩余的1颗种植体戴用义齿。

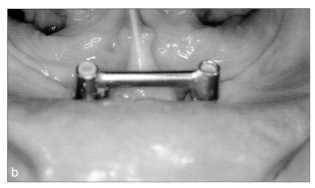

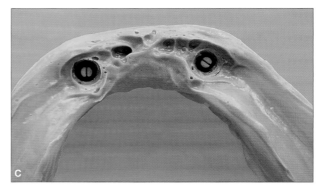

图13a～c 更换固位卡。从义齿内取出卡，形成充分的空间以便制取杆的印模，然后将杆用塑料印模卡复位到基台上。最后，为获得杆的正确位置用义齿制取印模。将印模送至技工室，在卡上安放种植体替代体、灌制工作模型

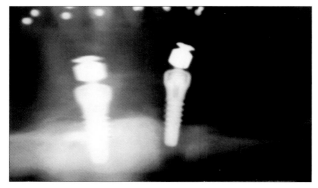

图14 不能取下的义齿和种植体的放射线片

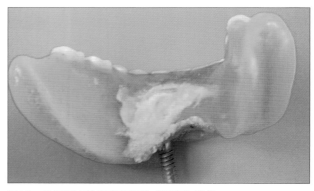

图15 强行取下的患者所谓的"固定"义齿

7.4 修复体的折断

为牙列缺失患者制作杆支持的覆盖义齿，固位系统需要在义齿内有充足的空间。这可能削弱义齿强度，并使义齿易于折断。如果义齿设计理想且固位系统功能良好，但经常发生折断，则建议在义齿的丙烯酸树脂基托内置入金属网。这将增加义齿强度，并可能避免再次折断（图16a～c）。

覆盖义齿上的人工牙磨耗有多种解释。覆盖义齿的丙烯酸树脂牙可能比在传统义齿上磨耗更快，因为咀嚼时的咬合力更大。磨牙症可能也是一项影响因素。对颌为天然牙或金属烤瓷固定修复体时，这一现象更加严重。复合树脂牙不易发生磨耗，类似于天然牙的磨耗特性，对此类病例予以推荐。此外，如果义齿过度施力，可能造成复合树脂牙折断。有时发现覆盖义齿上的瓷牙崩裂，要归咎于不正确的咬合设计理念，通常通过双侧平衡𬌗设计加以避免。

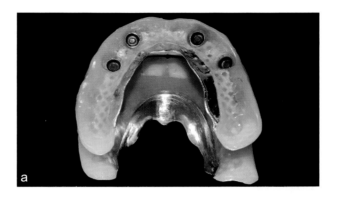

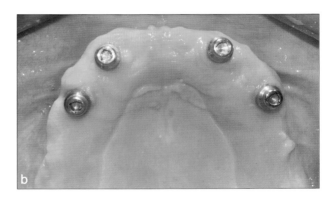

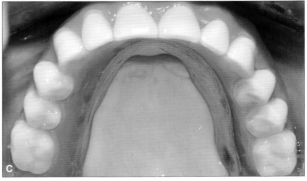

图16a～c　4个自固位附着体固位的上颌覆盖义齿内置入金属网，获得充分的强度

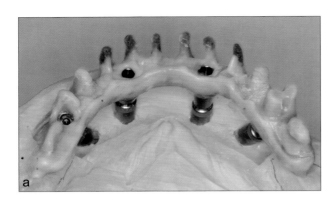

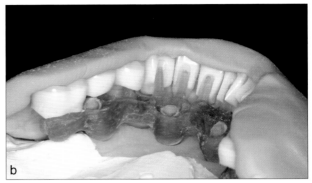

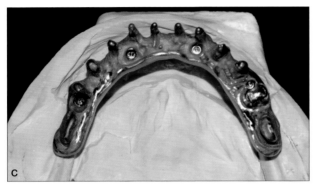

图17a～c　为降低丙烯酸树脂牙的脱落和折断，下颌复合修复体的基底设计应包括对每颗人工牙的支持结构

螺丝固位的复合修复体上的人工牙折断易于修复：从种植体取下修复体，制取对颌牙印模，并与原修复体和咬合记录一起送至技工室，修复折断的人工牙。如果修复体的金属基底上包含支持每颗牙的金属钉，通常可以避免人工牙脱落（图17a～c）。

如果带悬臂复合修复体的螺丝通道位置不佳，就会削弱丙烯酸树脂牙的结构，导致折断。可能的解决办法是用粘接固位单冠封闭螺丝通道的开孔区（图18a，b），但是在需要维修时很难将粘接固位的单冠从种植体上取下。

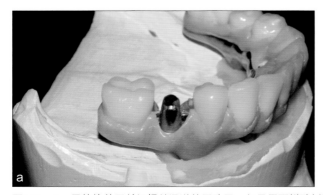

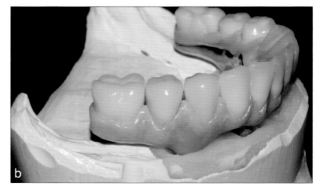

图18a，b　用粘接单冠封闭螺丝通道的开孔区。如果用丙烯酸树脂牙直接封闭，开孔的位置不佳

如果治疗选择为金属烤瓷固定修复体，必须考虑崩瓷的风险。如果只是小块崩瓷，粘接方法可能是最简单的修理方式。但是，患者可能会感觉戴着一个不完美的修复体。

一旦发生大面积崩瓷，必须取下修复体，多数病例必须完全去掉饰瓷层并对基底重新烤瓷。在维修过程中，金属基底的再次加热，存在扭曲变形的风险，影响就位。

分段式修复体，维修将容易得多。当一个复杂的修复体必须为一个整体时，可能的解决方案是制作金属烤瓷单冠或桥，粘接固位于螺丝固位的基底上。一旦崩瓷，受损部分将易于取下和维修（图19a～d）。

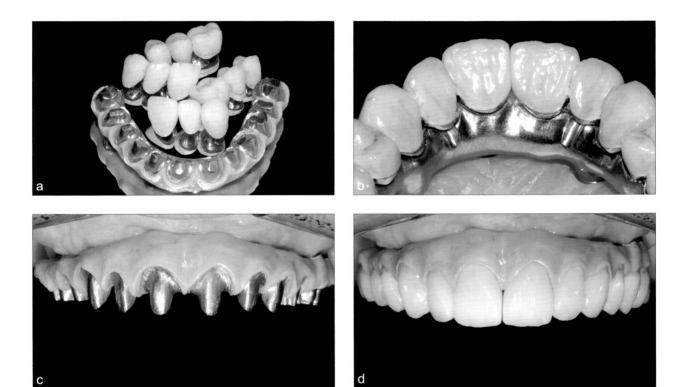

图19a～d 一个复杂的全牙弓修复体，整体式螺丝固位的金属基底支持4个三单位的金属烤瓷桥。在舌侧形成裂隙方便取下桥体，用复合树脂制作义龈。如此设计，就崩瓷的修复而言，并不难于维修

7.5 种植体周围炎造成的骨丧失

种植患者必须接受定期复诊。如果患者没有按时定期复诊，就存在发生严重的种植体周围炎的风险。

如果修复后的种植体发生失败，就会危及整个修复体。个别种植体脱落可能导致修复体失败或重新制作。

种植体周围炎可定义为行使功能的骨结合种植体周围组织的炎症过程，导致支持性骨组织丧失。种植体周围炎描述伴随骨组织丧失的不可逆性病理过程，与"种植体周围黏膜炎"相对应。后者可定义为种植体周围软组织的可逆性炎症变化，不伴有骨组织丧失。

已经证实种植体周围炎的微生物性致病因素，并且证明存在与牙周炎的牙周袋中几乎相同的致病菌。

局部促进因素将使口腔卫生维护不良的后果更加严重，这些因素包括：剩余牙的牙周炎，吸烟，种植体过度负荷，缺乏角化黏膜，种植体支持的修复体未完全就位，修复体粘接后种植体龈沟内残留粘接剂等。

种植体周围炎可以包括如下临床症状：菌斑与牙石，探诊出血，增加探诊深度（与初始状态相比），化脓，放射线检查可见骨丧失等。在本章将基于对这些临床参数的评价，诊断种植体周围疾病。

如前所述，要强制种植患者按照个体维护程序进行常规随访。持续性监测将预防、至少是早期诊断种植体周围炎。

基于国际口腔种植学会（ITI）第二次和第三次共识研讨会，推荐使用累加阻断性支持疗法（CIST）治疗种植体周围炎。

累加阻断性支持疗法（CIST）包括4项治疗程序，可以联合应用，并依据临床状态序列进行：

- 机械性治疗。
- 局部抗菌治疗。
- 全身应用抗生素。
- 再生或翻瓣/切除手术。

未治疗的种植体周围炎将导致引起种植体失败的持续性骨丧失，危及整个种植体支持的修复体。

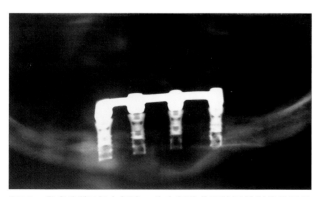

图20　患者连续5年未复诊，此次复诊曲面体层放射线片显示严重的骨吸收

　　下颌右侧侧切牙位点的种植体行使功能8年之后患复发性炎症。在开始阶段，根据累加阻断性支持疗法（CIST）应用机械性清洁并联合应用葡萄糖酸氯己定凝胶和甲硝唑，感染似乎得到解决，但在后来的随访中，患者主诉治疗区域再次不适。患病的种植体探诊深度增加（6mm），并伴有溢脓和探诊出血，放射线片显示典型的弹坑样缺损。再次进行机械刮治，并联合应用葡萄糖酸氯己定凝胶

和抗生素。急性感染控制之后，决定以外科手术修复骨缺损。对TPS螺纹表面进行浅表性再成形和光滑处理，对深部缺损进行再生性治疗。用葡萄糖酸氯己定或盐水浸湿的纱布交替处理种植体表面。缺损深部填满自体骨屑和去蛋白牛骨基质（DBBM）的混合物，表面覆盖胶原膜。软组织再次塑形并复位，用5-0聚酰胺缝线缝合。手术1年之后，位点的探诊深度变浅（3mm），无探诊出血和溢浓（图21a～j）。

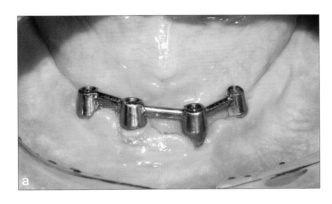

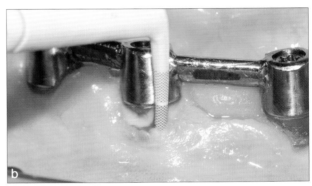

图21a～j　手术治疗种植体周围炎

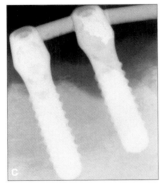

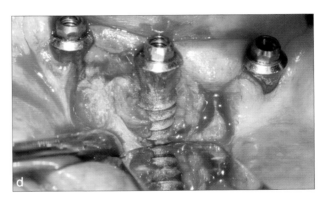

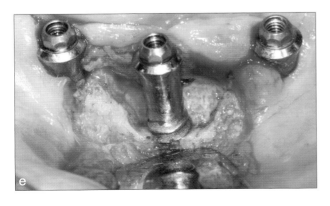

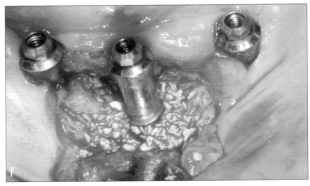

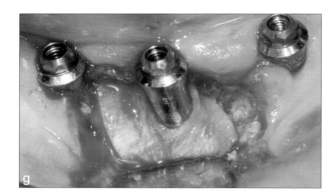

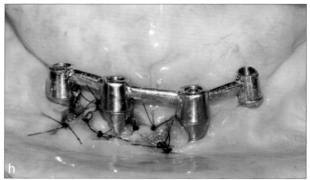

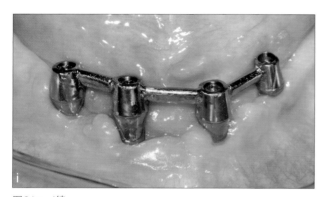

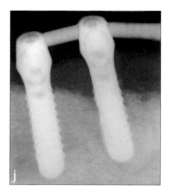

图21a～j续

7.6 过度负荷或非被动就位导致的骨丧失

也有与过度负荷和非被动就位相关的骨丧失的报道。

机械性过度负荷难于诊断。上部结构的被动就位具有重大意义。如果没有实现上部结构的被动就位，必须取下修复体并进行处理。可能的解决方案包括将整体结构分段，再重新连接；或在技工室制作新的上部结构。否则，内部应力将传导至骨／种植体界面，可能导致骨丧失。没有实现被动就位的另一个可能发生的后续问题是基台或螺丝折断。对这一现象的其他解释包括材料疲劳和"非正中负荷"（图22a～c）。

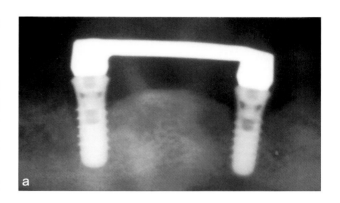

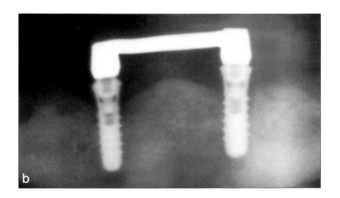

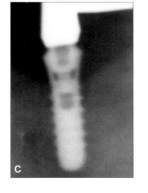

图22a～c 缺乏被动就位导致种植体颈部周围的骨丧失。该病例为戴入上部结构6个月之后，显示种植体周围出现不正常的骨丧失。杆没有拧紧，很明显修复体没有实现被动就位。图21b和c显示杆松动之后的种植体。治疗包括取出义齿内的卡、重新制取基台印模、重新制作杆。新卡置于义齿内

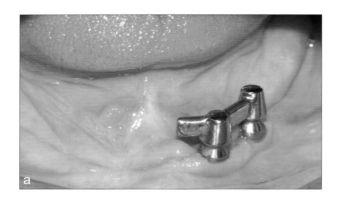 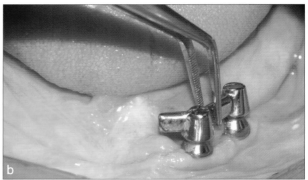

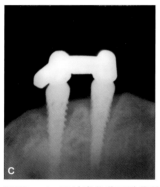 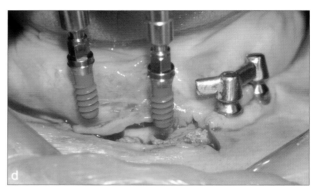

图23a～j   因过度负荷导致骨结合丧失。患者最初的修复是下颌4颗种植体用杆连为一体，支持覆盖义齿。患者的病史包括磨牙症，之前右侧的2颗种植体折断后失败。仍在使用剩余的2颗种植体，但是U形杆造成种植体过度负荷及骨结合丧失。没有感染征象，种植体周围软组织未见异常，但是种植体松动，周围可见连续性放射线透射影。在拔除这2颗种植体之前，植入了2颗具有快速骨结合能力表面的新型种植体，并用固位强度较低的附着体负荷。新修复体的最终设计为再植入2颗种植体替换失败的种植体

磨牙症或不合理的咬合设计理念导致个别种植体过度负荷，也会造成骨丧失甚至种植体失败或折断。为此，种植体支持的修复体设计不能包含过长的悬臂（图23a～j）。

如果患者存在严重的磨牙症，推荐戴用𬌗垫。

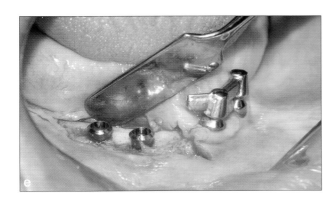
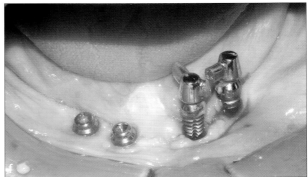
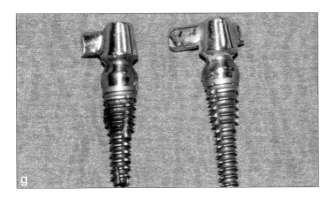
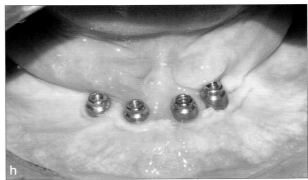
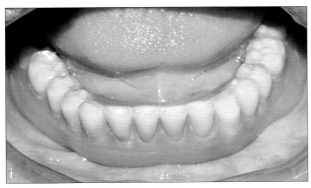
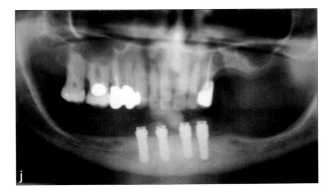

图23a ~ j续

7.7 种植体的折断

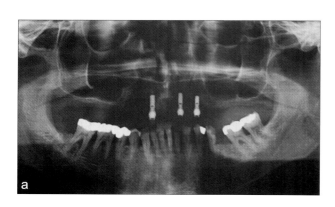

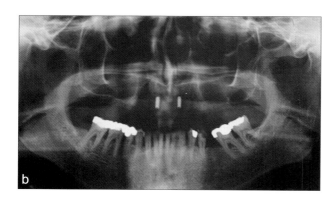

种植体折断可能与种植体过度负荷相关。更深层的原因是种植体数目不足、适应证选择不正确、不合理的咬合设计理念、磨牙症或没有被动就位等。

转诊的牙医对上颌牙列缺失设计的治疗方案为前上颌区植入4颗种植体。患者既往有磨牙症。医生在剩余骨内植入了4颗常规颈种植体（直径3.3mm）。所有的种植体似乎发生了骨结合，戴入了自固位附着体进行负荷，覆盖义齿没有腭部基托。2颗远端的种植体在负荷几个月之后丧失了骨结合并脱落。剩余的2颗种植体继续行使功能，但6个月后也因为过度负荷及金属疲劳发生折断。仅行使功能1年，所有的种植体就完全失败。强烈推荐用杆将细种植体夹板式相连，以增加强度。该患者的再次治疗计划如下：拔除折断的种植体、同期骨增量、双侧上颌窦底提升，植入6颗种植体支持固定修复体（图24a～c和图25）。

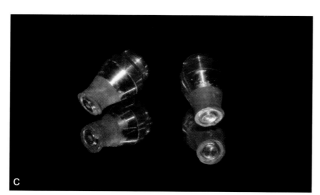

图24a～c 折断的细径种植体

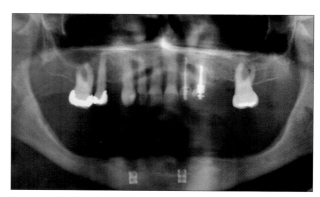

图25 对颌为天然牙列，因上部结构过度负荷导致2颗种植体折断。如果上颌为天然牙列，建议在牙列缺失的下颌植入4颗种植体

7.8 计划不充分导致的并发症

在进行任何种植治疗之前，医生应该对牙种植相关的临床评估、治疗计划、手术及修复技术等诸多方面完全掌握并得到充分的培训。扎实地掌握牙列缺失的上颌和下颌的外科解剖结构，是在相应的解剖结构中正确植入种植体的先决条件。手术技巧是正确植入种植体的基础，但并不代表能够完全实现正确的修复。

种植体的植入，必须依照以修复为导向的精确设计，并以未来的修复体为引导。最后，做出种植治疗计划的医生必须对修复体制作技术、生物力学设计和可能的缺点了如指掌。如果没有足够的经验和获得良好的培训的医生进行这种治疗，将会发生并发症，很可能影响治疗的整体效果。

最后，因计划不充分或外科、修复并发症导致的失败病例的再次治疗，对患者和医生都是复杂、充满压力的治疗程序，而患者得到更大的伤害，付出更高的治疗费用。

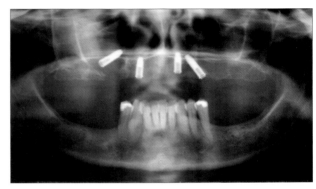

图26 因为骨量不足，1颗种植体进入上颌窦内

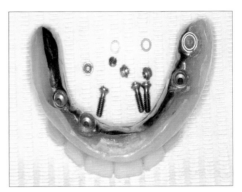

图27 可能由于设计缺陷（在下颌右侧尖牙位点没有种植体），生物力学上的过度负荷导致基台螺丝折断

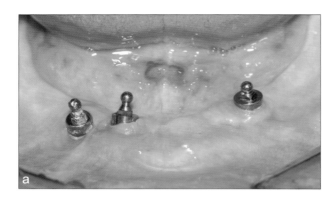

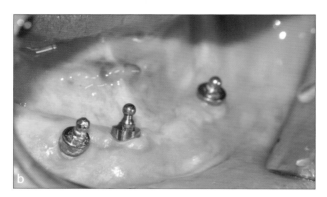

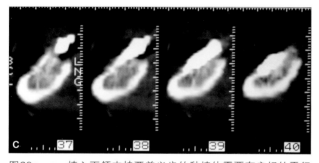

图28a~c　植入下颌支持覆盖义齿的种植体需要有良好的平行性。本病例，由于种植体平行性不佳导致阴型从义齿脱出和义齿不稳定。CT扫描种植体的轴向与剩余骨的关系不正确。决定取出种植体，并植入新的种植体

致谢

外科植骨程序
图4a~g：
Dr.Pietro Fusari － Milan, Italy

8 结　论

D. Wismeijer, G. O. Gallucci

牙列缺失患者选择合适的治疗方案，受到与临床条件和患者意愿相关的多种因素的影响。纵览"国际口腔种植学会（ITI）口腔种植临床指南"第四卷，图文并茂地阐述了为牙列缺失患者制订治疗计划并付诸实施的各种影响因素。

可以获得许多共性结论，在本章予以总结以赐读者。

8.1　国际口腔种植学会（ITI）第四次共识研讨会纪要

不同负荷方案的名词定义：

- 常规负荷：种植体植入后，不戴入种植修复体，允许超过2个月的愈合期。
- 早期负荷：种植体植入后，1周至2个月戴

入种植修复体。

- 即刻负荷：种植体植入后，1周之内戴入种植修复体。也决定将延期负荷包括在常规负荷的定义中。

科学和／或临床的证实分为4组：涵盖的范围是从临床证据不充分到获得科学和临床证实。下颌覆盖义齿和上颌固定修复体的常规负荷，获得了最高级别，即科学和临床的证实。上颌覆盖义齿即刻负荷、上颌或下颌即刻种植的固定修复体或覆盖义齿即刻负荷，未获得充分的科学或临床文献的证据／证实（表1）。

以红色或黄色（也见第2章）强调方案的治疗风险增加，特别是在治疗效果的一致性存在差异时。

表1　上颌或下颌牙列缺失各种负荷方案的证据水平

	覆盖义齿		固定修复体	
	上颌	下颌	上颌	下颌
常规负荷	CWD	SCV	SCV	CWD
早期负荷	CD	CWD	CD	CD
即刻负荷	CID	CWD	CWD	CWD
即刻种植即刻负荷	CID	CID	CD	CID

SCV：获得科学和临床的证实（深绿色背景）；CWD：获得临床文献的充分证实（浅绿色背景）；CD：获得临床文献的证实（黄色背景）；CID：临床文献的证据不充分（红色背景）

8.2 患者考量

评估患者的目标及其接受种植治疗的动机非常重要。通常不得不引导患者理解牙列缺失种植治疗的难度和限制。此时，必须告知患者就其目标所需做出的让步。为此，医生应该为具体患者充分考虑最佳的治疗方案，并向患者详细提供该方案的优点和限制。例如，在吸收的无牙颌牙槽嵴上行种植体支持的固定修复体可能需要更加苛求种植体的植入与修复设计，以及维护和性价比。相反，对多数患者而言，覆盖义齿修复可能是简单或复杂的治疗程序，而不是高度复杂的治疗程序。牙列缺失患者种植修复的性价比分析是影响患者选择治疗方案的重要因素。

成功的方案选择依赖于正确的诊断以及患者主诉和至关重要的种植/修复设计在内的治疗计划。这些设计方案，无论固定还是可摘式种植修复体，都具备能够显著改善牙列缺失患者生活质量的科学证据的支持。

8.3 治疗难度——SAC分类

2009年，国际口腔种植学会（ITI）公布了基于2007年初共识研讨会的牙种植学的SAC分类。不同的临床情况，治疗难度不同，美学、修复及手术并发症风险也不同。提出的SAC分类，帮助医生评价个体病例的治疗难度。

当评价牙列缺失患者时，下颌种植体支持的覆盖义齿通常归类为简单类，上颌种植体支持的覆盖义齿则通常归类为复杂类。但是，支持义齿的种植体数量增多，会使治疗方案更加复杂，意味着下颌的SAC分类简单转归为复杂类，而上颌则转归为高度复杂类。牙列缺失患者全牙弓固定修复体通常归类为复杂类或高度复杂类。SAC分类的修正因素包括现有修复空间、入路、美学风险、愈合期的过渡义齿、副功能咬合和最终负荷方案本身。牙列缺失患者即刻负荷的复杂程度与风险增加，SAC分类通常为高度复杂类（表2和表3）。

表2 决定上颌牙列缺失SAC分类的列表

上颌牙列缺失：固定修复体	备注	简单	复杂	高度复杂
颌间距离	指从预计的种植修复体边缘到对颌之间的距离 备注：复合修复体需要更大空间		平均	受限
入路			充分	受限
负荷方案	至今，即刻修复和负荷程序缺乏科学文献证实		常规/早期	即刻
美学风险	基于ERA（第一卷）		低	中/高
愈合期的过渡义齿			可摘式	固定式
副功能咬合	并发症的风险是针对修复体，而非种植体存留		不存在	存在
𬌗型			前牙引导	非前牙引导

表3 决定下颌牙列缺失SAC分类的列表

下颌牙列缺失：固定修复体	备注	简单	复杂	高度复杂
颌间距离	指从预计的种植修复体边缘到对颌之间的距离 备注：复合修复体需要更大空间平均		平均	过大（机械杠杆力量）或受限（上部结构的空间）
负荷方案	至今，即刻修复和负荷程序缺乏科学文献证实		常规/早期	即刻
美学风险	基于ERA（第一卷）		低	中/高
愈合期的过渡义齿			可摘式	固定式
副功能咬合	并发症的风险是针对修复体，而非种植体存留		不存在	存在
𬌗型			前牙引导	非前牙引导

8.4 未来的发展

正如第2章所言，使用CAD/CAM技术制作基底和基台尚无大量科学证据。但是，初步证据已显见希望，可以预期CAD/CAM在种植治疗方案中的种植计划、上部结构设计、种植体植入、上部结构和基台制作中的作用将越来越突出。还可预见，在不远的将来会出现越来越多的科学证据支持这一新技术。

未来，评价牙列缺失种植修复的临床实验，应当充分考量与不同修复方案相关的各种负荷方案。此外，不再认为只计算种植体存留率就是成功的标准证据。未来该领域的临床研究应该计算总体成功率，包括种植体、硬组织、软组织以及修复体的参数，都是长期随访研究的关联因素。

9 参考文献

Albrektsson T, Isidor F. Consensus report of session IV. In: Lang NP, Karring T, editors. Proceedings of the frst European Workshop on Periodontology. London, Quintessence, 1994: 365-369.

Aparicio C, Rangert B, Sennerby L. Immediate/early loading of dental implants: a report from the Sociedad Española de Implantes World Congress consensus meeting in Barcelona, Spain, 2002. Clin Implant Dent Relat Res. 2003;5(1):57-60.

Arvidson K, Esselin O, Felle-Persson E, Jonsson G, Smedberg JI, Soderstrom U. Early loading of mandibular full-arch bridges screw retained after 1 week to four to fve Monotype implants: 3-year results from a prospective multicentre study. 1: Clin Oral Implants Res. 2008 Jul;19(7):693-703.

Arvidson K, Bystedt H, Frykholm A, von Konow L, Lothigius E. Five-year prospective follow-up report of the Astra Tech Dental Implant System in the treatment of edentulous mandibles. 1: Clin Oral Implants Res. 1998 Aug;9(4):225-34.

Attard NJ, Zarb GA. Immediate and early implant loading protocols: a literature review of clinical studies. J Prosthet Dent. 2005 Sep;94(3):242-58. Review. (a) Attard NJ, David LA, Zarb GA. Immediate loading of implants with mandibular overdentures: one-year clinical results of a prospective study. Int J Prosthodont. 2005 Nov-Dec;18(6):463-70. (b)

Balshi TJ, Wolfnger GJ. Immediate loading of Brånemark implants in edentulous mandibles: a preliminary report. Implant Dent. 1997 Summer;6(2):83 – 8.

Balshi SF, Wolfnger GJ, Balshi TJ. A prospective study of immediate functional loading, following the Teeth in a Day protocol: a case series of 55 consecutive edentulous maxillas. Clin Implant Dent Relat Res. 2005;7(1):24-31.

Behneke A, Behneke N, d'Hoedt B. A 5-year longitudinal study of the clinical effectiveness of ITI solid-screw implants in the treatment of mandibular edentulism. Int J Oral Maxillofac Implants. 2002 NovDec;17(6):799-810.

Belser UC, Bernard JP, Buser D. Implant placement in the esthetic zone. In: Lindhe J, Karring T, Lang NP, editors. Clinical periodontology and implant dentistry. Blackwell Munksgaard, 2003:915-944.

Bergkvist G, Nilner K, Sahlholm S, Karlsson U, Lindh C. Immediate loading of implants in the edentulous

maxilla: use of an interim fxed prosthesis followed by a permanent fxed prosthesis: a 32-month prospective radiological and clinical study. Clin Implant Dent Relat Res. 2009 Mar;11(1):1-10.

Bergkvist G, Sahlholm S, Nilner K, Lindh C. Implant-supported fxed prostheses in the edentulous maxilla. A 2-year clinical and radiological follow-up of treatment with non-submerged ITI implants. Clin Oral Implants Res. 2004 Jun;15(3):351-9.

Bernard JP, Schatz JP, Christou P, Belser U, Kiliaridis S. Long-term vertical changes of the anterior maxillary teeth adjacent to single implants in young and mature adults. A retrospective study. J Clin Periodontol. 2004 Nov;31(11):1024-8.

Cannizzaro G, Leone M, Esposito M. Immediate functional loading of implants placed with fapless surgery in the edentulous maxilla: 1-year follow-up of a single cohort study. Int J Oral Maxillofac Implants. 2007 Jan-Feb; 22(1):87-95.

Capelli M, Zuffetti F, Del Fabbro M, Testori T. Immediate rehabilitation of the completely edentulous jaw with fxed prostheses supported by either upright or tilted implants: a multicenter clinical study. Int J Oral Maxillofac Implants. 2007 Jul-Aug; 22(4):639-44.

Cavallaro JS Jr, Tarnow DP. Unsplinted implants retaining maxillary overdentures with partial palatal coverage: report of 5 consecutive cases. Int J Oral Maxillofac Implants. 2007 Sep-Oct;22(5):808-14. Cawood JI, Howell RA. A classifcation of the edentulous jaws. Int J Oral Maxillofac Surg. 1988 Aug;17(4):232-6.

Chaimattayompol N, Emtiaz S, Woloch MM. Transforming an existing fxed provisional prosthesis into an implant-supported fxed provisional prosthesis with the use of healing abutments. J Prosthet Dent. 2002 Jul;88(1):96-9.

Chiapasco M, Gatti C, Rossi E, Haefiger W, Markwalder TH. Implant-retained mandibular overdentures with immediate loading. A retrospective multicenter study on 226 consecutive cases. Clin Oral Implants Res. 1997 Feb;8(1):48-57.

Chiapasco M. Early and immediate restoration and loading of implants in completely edentulous patients. Int J Oral Maxillofac Implants. 2004;19 Suppl: 76-91. Review.

Chiapasco M, Zaniboni M, Rimondini L. Dental

implants placed in grafted maxillary sinuses: a retrospective analysis of clinical outcome according to the initial clinical situation and a proposal of defect classifcation. Clin Oral Implants Res. 2008 Apr;19(4):416-28.

Cochran DL, Morton D, Weber HP. Consensus statements and recommended clinical procedures regarding loading protocols for endosseous dental implants. Int J Oral Maxillofac Implants. 2004;19 Suppl: 109-13.

Collaert B, De Bruyn H. Early loading of four or fve Astra Tech fxtures with a fxed cross-arch restoration in the mandible. Clin Implant Dent Relat Res. 2002;4(3):133-5.

Colomina LE. Immediate loading of implant-fxed mandibular prostheses: a prospective 18-month follow- up clinical study—preliminary report. Implant Dent. 2001;10(1):23-9.

Cooper L, De Kok IJ, Reside GJ, Pungpapong P, Rojas-Vizcaya F. Immediate fxed restoration of the edentulous maxilla after implant placement. J Oral Maxillofac Surg. 2005 Sep;63(9 Suppl 2):97-110. Review.

Cooper LF, Rahman A, Moriarty J, Chaffee N, Sacco D. Immediate mandibular rehabilitation with endosseous implants: simultaneous extraction, implant placement, and loading. Int J Oral Maxillofac Implants. 2002 Jul-Aug;17(4):517-25.

Cordaro L, Torsello F, Ercoli C, Gallucci G. Transition from failing dentition to a fxed implant-supported restoration: a staged approach. Int J Periodontics Restorative Dent. 2007 Oct;27(5):481-7.

Dawson A et al, The SAC Classifcation in Implant Dentistry. Quintessence Publishing 2009De Bruyn H, Van de Velde T, Collaert B. Immediate functional loading of TiOblast dental implants in fullarch edentulous mandibles: a 3-year prospective study. Clin Oral Implants Res. 2008 Jul;19(7):717-23.

Degidi M, Piattelli A, Felice P, Carinci F. Immediate functional loading of edentulous maxilla: a 5-year retrospective study of 388 titanium implants. J Periodontol. 2005;76(6):1016-24.Degidi M, Perrotti V, Piattelli A. Immediately loaded titanium implants with a porous anodized surface with at least 36 months of follow-up. Clin Implant Dent Relat Res. 2006;8(4):169-77.

den Dunnen AC, Slagter AP, de Baat C, Kalk W. Adjustments and complications of mandibular overdentures retained by four implants. A comparison between superstructures with and without cantilever extensions. Int J Prosthodont. 1998 Jul-Aug;11(4): 307-11.

Dong JK, Jin TH, Cho HW, Oh SC. The esthetic of the smile: a review of some recent studies. Int J Prosthodont. 2002 Jan-Feb;15(1):9-13.

Drago CJ, Lazzara RJ. Immediate occlusal loading of Osseotite implants in mandibular edentulous patients: a prospective observational report with 18-month data. J Prosthodont. 2006 May-Jun;15(3):187-94.

Esposito M, Grusovin MG, Willings M, Coulthard P, Worthington HV. The effectiveness of immediate, early, and conventional loading of dental implants: a Cochrane systematic review of randomized controlled clinical trials. Int J Oral Maxillofac Implants. 2007 Nov-Dec;22(6):893-904. Review.

Feine JS, Carlsson GE, Awad MA, Chehade A, Duncan WJ, Gizani S, et al. The McGill consensus statement on overdentures. Mandibular two-implant overdentures as frst choice standard of care for edentulous patients. Montreal, Quebec, May 24-25, 2002. Int J Oral Maxillofac Implants. 2002 Jul-Aug;17(4):601-2.

Ferreira SD, Silva GL, Cortelli JR, Costa JE, Costa FO. Prevalence and risk variables for peri-implant disease in Brazilian subjects. J Clin Periodontol. 2006 Dec;33(12):929-35.

Ferrigno N, Laureti M, Fanali S, Grippaudo G. A longterm follow-up study of non-submerged ITI implants in the treatment of totally edentulous jaws. Part I: Ten-year life table analysis of a prospective multicenter study with 1286 implants. Clin Oral Implants Res. 2002 Jun;13(3):260-73.

Fischer K, Stenberg T, Hedin M, Sennerby L. Five-year results from a randomized, controlled trial on early and delayed loading of implants supporting full-arch prosthesis in the edentulous maxilla. Clin Oral Implants Res. 2008 May;19(5):433-41.

Friberg B, Jemt T. Rehabilitation of edentulous mandibles by means of fve TiUnite implants after one-stage surgery: a 1-year retrospective study of 90 patients. Clin Implant Dent Relat Res. 2008 Mar;10(1):47-54.

Fudalej P, Kokich VG, Leroux B. Determining the cessation of vertical growth of the craniofacial structures to facilitate placement of single-tooth implants. Am J Orthod Dentofacial Orthop. 2007 Apr;131(4 Suppl): S59-67.

Gallucci GO, Bernard JP, Bertosa M, Belser UC. Immediate loading with fxed screw-retained provisional restorations in edentulous jaws: the pickup technique. Int J Oral Maxillofac Implants. 2004 JulAug;19(4):524-33.

Gallucci GO, Bernard JP, Belser UC. Treatment of completely edentulous patients with fxed implant-supported restorations: three consecutive cases of simultaneous immediate loading in both maxilla and mandible. Int J Periodontics Restorative Dent. 2005 Feb;25(1):27-37.

Ganeles J, Rosenberg MM, Holt RL, Reichman LH. Immediate loading of implants with fxed restorations in the completely edentulous mandible: report of 27 patients from a private practice. Int J Oral Maxillofac Implants. 2001 May-Jun;16(3):418-26.

Gatti C, Haefiger W, Chiapasco M. Implant-retained mandibular overdentures with immediate loading: a prospective study of ITI implants. Int J Oral Maxillofac Implants. 2000 May-Jun;15(3):383-8.

Glauser R, Ruhstaller P, Windisch S, Zembic A, Lundgren A, Gottlow J, Hämmerle CH. Immediate occlusal loading of Brånemark System TiUnite implants placed predominantly in soft bone: 4-year results of a prospective clinical study. Clin Implant Dent Relat Res. 2005;7 Suppl 1:S52-9.

Goodacre CJ, Bernal G, Rungcharassaeng K, Kan JY. Clinical complications with implants and implant prostheses. J Prosthet Dent. 2003 Aug;90(2):121-32.

Grunder U. Immediate functional loading of immediate implants in edentulous arches: two-year results. Int J Periodontics Restorative Dent. 2001 Dec;21(6): 545-51.

Heydenrijk K, Raghoebar GM, Meijer HJ, Van Der Reijden WA, Van Winkelhoff AJ, Stegenga B. Two-part implants inserted in a one-stage or a two-stage procedure. A prospective comparative study. J Clin Periodontol. 2002 Oct;29(10):901-9.

Heitz-Mayfeld LJ. Peri-implant diseases: diagnosis and risk indicators. J Clin Periodontol. 2008 Sep;35(8 Suppl):292-304. Review.Heitz-Mayfeld LJ, Lang NP. Antimicrobial treatment of peri-implant diseases. Int J Oral Maxillofac Implants 2004;19(suppl):128-139.

Horiuchi K, Uchida H, Yamamoto K, Sugimura M. Immediate loading of Brånemark system implants following placement in edentulous patients: a clinical report. Int J Oral Maxillofac Implants. 2000 Nov- Dec;15(6):824-30.

Ibañez JC, Tahhan MJ, Zamar JA, Menendez AB, Juaneda AM, Zamar NJ, Monqaut JL Immediate occlusal loading of double acid-etched surface titanium implants in 41 consecutive full-arch cases in the mandible and maxilla: 6- to 74-month results. J Periodontol. 2005 Nov;76(11):1972-81.

Isidor F. Loss of osseointegration caused by occlusal load of oral implants. A clinical and radiographic study in monkeys. Clin Oral Implants Res. 1996 Jun;7(2):143-52.

Jaffn RA, Kumar A, Berman CL. Immediate loading of implants in partially and fully edentulous jaws: a series of 27 case reports. J Periodontol. 2000 May;71(5):833-8.

Jaffn RA, Kumar A, Berman CL. Immediate loading of dental implants in the completely edentulous maxilla: a clinical report. Int J Oral Maxillofac Implants. 2004 Sep-Oct;19(5):721-30.

Karabuda C, Tosun T, Ermif E, Özdemir T. Comparison of 2 retentive systems for implant-supported overdentures: soft tissue management and evaluation of patient satisfaction. J Periodontol. 2002 Sep;73(9):1067-7.

Karoussis IK, Müller S, Salvi GE, Heitz-Mayfeld LJ, Brägger U, Lang NP. Association between periodontal and peri-implant conditions: a 10-year prospective study. Clin Oral Implants Res. 2004 Feb;15(1):1-7.

Kent G, Johns R. Effects of osseointegrated implants on psychological and social well-being: a comparison with replacement removable prostheses. Int J Oral Maxillofac Implants. 1994 Jan-Feb;9(1):103-6.

Kinsel RP, Lamb RE. Tissue-directed placement of dental implants in the esthetic zone for long-term biologic synergy: a clinical report. Int J Oral Maxillofac Implants. 2005 Nov-Dec;20(6):913-22.

Krennmair G, Krainhöfner M, Piehslinger E. Implantsupported maxillary overdentures retained

10 译后补记

宿玉成

本系列丛书为世界上著名口腔种植专家所组成的国际口腔种植学会（ITI）教育委员会的共识性论著。本系列丛书中的某些名词，或是由本系列丛书提出的，或是先前已经存在的，但国际口腔种植学会（ITI）教育委员会基于口腔种植的临床实践已经形成了专有解释或专门概念。其中有些名词在出现的同时给予了详细的解释，有些则没有解释。为了方便读者对本系列丛书的理解和对应以前用中文建立的概念，有利于口腔种植的研究和临床实践，译者对后者进行补记。

1. 国际口腔种植学会（ITI）

2008年1月13日国际口腔种植学会（ITI）在北京召开了国际口腔种植学会（ITI）中国分会筹备会议，中国大陆的7名国际口腔种植学会（ITI）专家组成员全部与会，会议上共同决定将"International Team for Implantology" 中译为"国际口腔种植学会（ITI）"。

2. 国际口腔种植学会（ITI）共识研讨会

译者将"The First ITI Consensus Conference"译为"国际口腔种植学会（ITI）第一次共识研讨会"，其余各次以此类推。

3. 口腔种植学和牙种植学

国内将缺失牙种植修复这一口腔医学领域称为"口腔种植学"。由于本系列丛书始终使用英文"implant dentistry"，所以根据"信、达、雅"的翻译原则，本系列丛书仍然将其译为"牙种植学"，只是在书名、译者序和译后补记中使用"口腔种植"字样。

4. 前上颌

前上颌（anterior maxilla）在解剖学上是指上颌两侧尖牙之间的解剖学区域，其独特的解剖特点对美学种植修复具有重要意义。因此，"前上颌"开始作为一个独立的解剖学名词出现，而不是上颌前部。

5. 美学牙种植

美学牙种植学（esthetic implant dentistry），或美学种植（esthetic implant）是基于美学区（esthetic zone）范围内的牙种植概念。美学牙种植目前有两层含义：（1）美学区的牙种植，尤其是在前上颌的牙种植；（2）所期望的种植治疗效果除了保持长期的功能以外，还要获得长期稳定的美学效果，使种植修复体具备类似于天然牙从颌骨内自然长出的感觉，包括种植体周围软组织形态、修复体的穿龈轮廓以及修复体冠部的外形轮廓、色泽和光学特性等。

6. 穿龈轮廓

穿龈轮廓（emergence profile）是指牙或修复体的唇面或颊面轴向轮廓，从上皮性龈沟底向软组织边缘延伸，至外形高点。（主要参考文献：W. R. Laney, Glossary of Oral and Maxillofacial Implant. Berlin: Quintessence, 2007: 50）

7. 弧线形/弧形

尽管英文"scalloped"的中文描述为"扇边/扇边样""扇贝/扇贝样"或"弧线/弧线形/弧线型"等，但在英文将这个词引入牙龈生物型和种植窝预备时取"弧线"之意，所以在本系列丛书中用形容词"弧线形/弧形"（scalloped）描述以下两种情况：（1）弧线形牙龈生物型，指牙龈唇/颊侧软组织边缘走行；（2）种植窝预备时的弧形处理。

8. 初始骨接触和继发骨接触

这是描述种植体稳定性的两个重要概念。在以往的中文文献中将"primary bone contact 和 secondary bone contact"翻译为"初级骨接触（或初期骨接触）和次级骨接触"。因为"primary bone contact"所表达的是在种植体植入过程中或植入完成时的骨与种植体表面（或界面）的即刻接触，属于机械性接触；"secondary bone contact"所表达的是在种植体植入后的愈合过程中新骨在种植体表面的沉积或改建后新形成的骨-种植体接触（界面），即骨结合。因此，中译本中分别将"primary bone contact"和"secondary bone contact"翻译为"初始骨接触"和"继发骨接触"。

9. 牙列缺损和单颗牙缺失

本来，牙列缺损包括了单颗牙缺失。但是，在种植修复中单颗牙缺失和连续多颗牙缺失有显著不同的特点，所以原著中将其分别讨论。

10. 固定修复体

在本系列丛书中译本中将"fixed dental prosthesis"译为"固定修复体"。原文中"固定修复体"包括了将多颗种植体连在一起共同支持的联冠、桥体和悬臂桥等。单颗种植体独立支持修复体时，或称之为"固定修复体"，或称之为"冠"。

11. 咔嗒印模帽

在本系列丛书译本中将"snap-on impression cap"译为"咔嗒印模帽"，而非"卡抱式印模帽"或"卡紧式印模帽"。原因是原文中的"snap-on impression cap"不但有印模帽的"卡抱或卡紧"之意，并强调作者使用的印模帽在准确就位于种植体肩台时，会发出"咔嗒"响声，由此提醒医生印模帽是否准确就位。

12. "SAC分类"以及"S""A"和"C"的中文翻译

SAC分类并非由国际口腔种植学会（ITI）首次提出，开始也不是牙种植学的一个概念。开始是Sailer和Pajarola在口腔外科图谱（Sailer和Pajarola，1999）中首次提出，用于描述外科手术的难度分类，比如难度不同的第三磨牙拔出，分类为"S：simple，A：advanced，C：complex"。2003年国际口腔种植学会（ITI）共识研讨会上，采纳了这种病例分类方法，并依照学术尊重的惯例保留了分类中使用的英文单词，发表于国际口腔种植学会（ITI）共识研讨会的会议纪要。国际口腔种植学会（ITI）2006年决定稍微修改原始分类的英文单词，将"simple"改为"straightforward"。

SAC分类评价病例和治疗程度的治疗难度及风险，并可作为医生病例选择及治疗设计的指导原则，包括的内容并不单一，目前国际口腔种植学会（ITI）教育委员会没有给出描述性定义。所以，本系列丛书翻译组未能给出中文定义，继续将"SAC classification"中译为"SAC分类"。

"S""A"和"C"的中文翻译过程中，未能找到更加准确的三级比较级中文单词，按照与医学描述术语尽量贴切的惯例，中译为"S"（Straightforward）：简单；"A"（advanced）：复杂；"C"（complex）：高度复杂。

13. 修正因素

由于牙种植临床效果判定有别于其他治疗技术，影响病例和治疗程序分类的因素在不同的病例、不同的治疗程序和方案中，所起的作用和风险程度显著不同，原著中将这些因素定义为"modifying factors"。同一种"modifying factor"在不同临床状态下可以修改SAC标准分类，所以将"modifying factors"中译为"修正因素"。

14. 拔牙位点种植

事实上，基于种植修复的角度，拟种植位点在患者就诊时划分为3种情况：（1）牙齿缺失已有相当的时间，拔牙窝已经完成软组织和骨组织愈合；（2）已经是缺牙状态，是牙缺失4个月以内的牙槽窝，未完成软组织和/或骨组织愈合；（3）牙齿或牙根还位于牙槽窝，但是已经没有保留的价值，必须拔除。

在牙种植技术的早期，选择第一种临床状态为种植适应证。但是，伴随口腔种植技术的进步以及患者和医生对种植修复技术的信赖，开始寻求在第二种和第三种临床状态时如何选择种植体植入时机。因此，需要专业术语描述和定义这3种临床状态。在开始，用"拔牙窝内种植（implants in extraction sockets）"描述第二种和第三种临床状态的种植体植入，但是并不恰当。2008年之后，国际口腔种植学会（ITI）使用"implant placement in post-extraction sites"，本系列丛书译为"拔牙位点种植，或拔牙位点种植体植入"。用"拔牙位点"代替"拔牙窝"表述牙齿已经拔除，但并未完成牙槽窝愈合的临床状态更为贴切。

15. 软组织水平种植体和骨水平种植体

伴随种植体设计的不断优化，目前从种植体修复平台的角度，将种植体分为"软组织水平种植体（tissue level implant）"和"骨水平种植体（bone level implant）"。

16. 总义齿

按照以往中文习惯，全口义齿（complete denture）既表达修复上颌与下颌牙列同时缺失的上颌和下颌义齿，也代表修复上颌或下颌单一牙列缺失的义齿。为避免叙述的混乱和对原文的误解，"总义齿"与"complete denture"相对应。由此，"maxillary complete denture"中译为"上颌总义齿"，"mandible complete denture"中译为"下颌总义齿"。

17. 皮卡印模和皮卡技术

关于"pick-up technique"的中文翻译，译者先后与冯海兰教授（北京大学）、张磊主任医师（北京大学）和耿威副教授（首都医科大学）以及北京口腔种植培训学院（BITC）的专家们进行了多次探讨，在此记述。

"pick-up impression"和"pick-up technique"，偶见于传统修复的文献，但常见于种植文献中。迄今为止，并未见到"pick-up"在医学上的中文翻译，但在其他领域已经有公认的中文译法，"pick-up car"被译为"皮卡车"，与种植治疗中的"pick-up"的含义类似，都表示"承载"某物之意。因此将"pick-up impression"和"pick-up technique"分别中译为"皮卡印模"和"皮卡技术"。皮卡印模和皮卡技术为不同的概念，并且存在较大差别。

（1）皮卡印模，即用于印模帽印模的技术。印模帽有两种基本类型，一种是螺丝固位的印模帽，使用开窗式印模托盘，或归类为开窗式托盘印模；另一种是使用塑料的卡抱式印模帽（咔嗒印模帽，snap-fit coping或snap-on coping），使用非开窗式印模托盘，或归类为非开窗式托盘印模。（主要参考文献：Heeje Lee, Joseph S. So, J. L. Hochstedler, Carlo Ercoli. The of Implant Impressions: A Systematic Review. J Prosthet Dent 2008; 100: 285-291）

（2）皮卡印模，用于基底印模的技术。制取印模之前，将修复体基底或上部结构安放在基台上，从口腔内取下的印模包含了修复体基底或上部结构。（主要参考文献：W. R. Laney. Glossary of Oral and Maxillofacial Implants. Quintessence. 2007, P125; A. Sethi, T. Kaus. Practical Implant Dentistry. Quintessence. 2005, P102）

（3）皮卡技术，基于临时模板制作种植体支持式修复体的即刻负荷技术。该技术要点包括：外科模板引导下的种植体植入；种植体数目6~8颗；术前预成的临时模板从口内直接获取临时基台；避免了术中印模和直接重衬；执行术前设计的人工牙位置和𬌗位关系；当天戴入临时修复体。（主要参考文献：D. Wismeijer, D. Buser, U. Belser. ITI Treatment Guide. Quintessence. 2010, P177-183; G. O. Gallucci, J-P. Bernard, M. Bertosa, U. C. Belser. Immediate Loading with Fixed Screw-retained Provisional Restorations in Edentulous Jaws: The Pickup Technique. Int J Oral Maxillofac Implants 2004; 19: 524-533）

18. 自固位附着体

将"locator abutment"中译为"自固位附着体"。在阳型（安放于种植体上）和阴型（安放于义齿内）之间存在自锁式固位设计，因此翻译为自固位附着体。

19. 多基基台

将"multi-base abutment"中译为"多基基台"。

20. 种植体前后间距

"anteroposterior（AP）spread"，为种植/修复中常见的概念，在种植中将其翻译为"（种植体）前后间距"或"AP间距"，为两侧远端种植体后缘连线至最前方种植体之间的垂直距离。

21. 上颌窦底提升

"上颌窦底提升"的基本含义是应用外科方法提高上颌窦底的高度，以应对因上颌窦气化所导致的窦底骨高度降低。尽管在以往的英文文献中，表达为"sinus lift""sinus bone graft""sinus floor elevation""sinus floor augmentation""inlay-type maxillary ridge augmentation",但在近期文献,尤其在本系列丛书英文版统一使用了"sinus floor elevation"。

同样,在以往的中文文献中对"sinus floor elevation"有不同的表达,例如"上颌窦提升""上颌窦底提升""上颌窦底骨增量""上颌窦内植骨"等,但在本系列丛书的中译本,译者统一使用"上颌窦底提升"这一术语。

22. 穿牙槽嵴上颌窦底提升

通过牙槽嵴入路提高上颌窦底的高度,在以往的英文文献中使用了"classic method"和"summers method"等术语,在中文文献中使用了"上颌窦底内提升""闭合式上颌窦底提升"和"穿牙槽嵴顶技术"等。但在本系列丛书英文版统一表达为"transcrestal SFE(sinus floor elevation)"和"transcrestal technique";在本系列丛书的中译本,译者统一中译为"穿牙槽嵴上颌窦底提升"和"穿牙槽嵴技术"。

23. 侧壁开窗上颌窦底提升

通过上颌窦外侧骨壁开窗入路提高上颌窦底的高度,在中文文献中使用了"上颌窦底外提升"和"经侧壁开窗技术"等。但在本系列丛书英文版统一表达为"lateral window SFE(sinus floor elevation)"和"lateral window technique";在本系列丛书的中译本,译者统一中译为"侧壁开窗上颌窦底提升"和"侧壁开窗技术"。

24. 上颌窦底提升同期或分阶段种植

上颌窦底提升的同一次手术中植入种植体,或上颌窦底提升愈合之后的第二次手术中植入种植体。在本系列丛书的英文版称之为"simultaneous SFE(sinus floor elevation)"或"staged SFE(sinus floor elevation)";在本系列丛书的中译本,译者分别中译为"上颌窦底提升同期种植"或"上颌窦底提升分阶段种植"。

25. 连续多颗牙缺失和相邻牙齿缺失

牙种植学中,牙缺失可以分类为牙列缺失和牙列缺损。依据种植治疗的功能和美学效果的长期稳定,国际口腔种植学会(ITI)将牙列缺损分为单颗牙缺失和连续多颗牙缺失,或称之为单颗牙缺失位点和连续多颗牙缺失位点。"国际口腔种植学会(ITI)口腔种植临床指南"系列丛书中,"连续多颗牙缺失"的英文表达为"extended edentulous"和"adjacent missing teeth"。

26. 机械并发症、工艺并发症

本系列丛书中详细讨论了"mechanical and technical complications"。在以往的中文种植文献中,习惯性地将"technical complications"翻译为"技术并发症"。但是基于Salvi and Brägger(2009)的定义"Mechanical risk: Risk of a complication or failure of a prefabricated component caused by mechanical forces. Technical risk: Risk of a complication or failure of the laboratory-fabricated suprastructure or its materials",本系列丛书将"mechanical complications"中译为"机械并发症",将"technical complications"中译为"工艺并发症"。

机械并发症与工艺并发症合称为硬件并发症。

27. 透明压膜保持器

关于"Essix retainer",目前并没有统一的中文译名。本文借鉴口腔种植学中关于"Essix retainer"的中文解释,在本系列丛书中将其中译为"透明压膜保持器"。

28. 牙位记录

本系列丛书原著采用的牙位编码系统为世界牙科联盟(FDI, World Dental Federation)的二位数系统,中译版的"本系列丛书说明",也遵循原著将相关语句翻译为"本系列丛书使用了世界牙科联盟(FDI, World Dental Federation)的牙位编码系统"。

但是在正文中，为更加符合中文读者的阅读习惯（国内以象限标记法更为常见），并避免阅读过程中发生理解错误，遂将单个牙位的记录均用汉字直接描述（例如，"15"译为"上颌右侧第二前磨牙"）。

此外，因为在本"临床指南"系列丛书中频繁使用阿拉伯数字标记牙位，容易与种植治疗中所描述的数字数据相混淆，也是汉译采用汉字直述的另一个原因。

少量涉及固定修复体的描述，为简洁、遵循原著，其牙位表示方法如下：天然牙位采用FDI二位数系统，缺失牙用x表示，如该位点为种植体，则在FDI牙位的二位数前面增加字母"i"（i为英文implant的首字母），一组固定修复体内的各牙位之间用"-"连接。例如：使用下颌右侧第一前磨牙天然牙与下颌右侧第二磨牙种植体混合支持以修复缺失的下颌右侧第二前磨牙与第一磨牙，则表示为"i47-x-x-44"。

上颌牙列缺失的种植修复方案：覆盖义齿和固定修复体

覆盖义齿

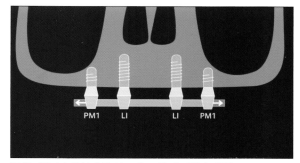

4 颗独立支持的种植体，自固位或套筒冠附着体
见第61，209页

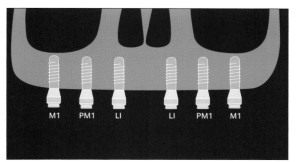

杆将4颗以上种植体连为一体，带或不带有悬臂
见第47，61页

6 颗独立支持的种植体，自固位或套筒冠附着体
见第46，61页

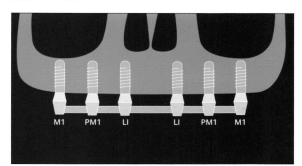

杆将6颗种植体连为一体
见第47，61，202页

固定修复体

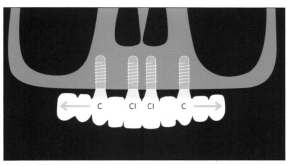

上颌前部的4颗种植体支持全牙弓固定修复体，双侧带有二
单位的悬臂　　见第48，62，219页

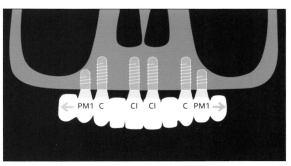

上颌前部的6颗种植体支持全牙弓固定修复体，双侧带有一
单位的悬臂　　见第48，62，139，187，211页

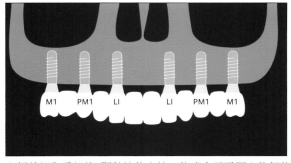

上颌前部和后部的6颗种植体支持一体式全牙弓固定修复体
见第50，62，118，151，161，203 页

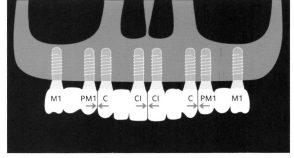

上颌前部和后部的8颗种植体支持分为四段的全牙弓固定修
复体　　见第56，62，108，177页

C：尖牙位点，PM1：第一前磨牙位点，LI：侧切牙位点，CI：中切牙位点，M1：第一磨牙位点，　：可选项，杆向
远中延伸，→：悬臂，→←：分段处

下颌牙列缺失的种植修复方案：覆盖义齿和固定修复体

覆盖义齿

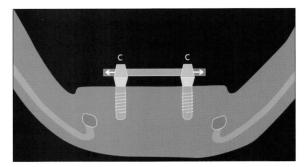

2颗独立支持的种植体，球或自固位附着体
见第38，65，76，85，205页

杆将2颗种植体连为一体，带或不带有悬臂
见第38，39，65，93，125，208，215页

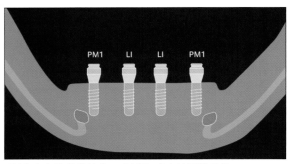

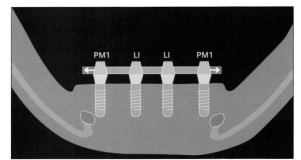

4颗独立支持的种植体，自固位或套筒冠附着体
见第65，200，217页

杆将4颗种植体连为一体，带或不带有悬臂
见第39，65，199，201，204，212页

固定修复体

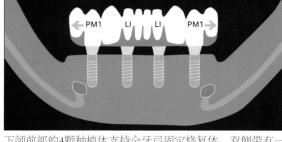

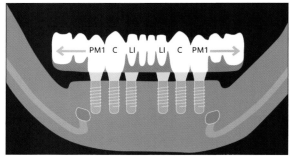

下颌前部的4颗种植体支持全牙弓固定修复体，双侧带有一单位的悬臂　见第42，43，67，132，161，210 页

下颌前部的6颗种植体支持全牙弓固定修复体，双侧带有二单位的悬臂　见第67，132，100，203页

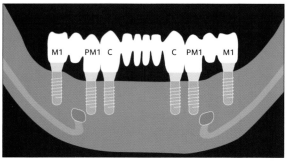

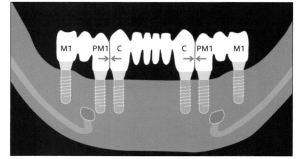

下颌前部和后部的6颗种植体支持一体式全牙弓固定修复体
见第44，67，187页

下颌前部和后部的6颗种植体支持分为3段的全牙弓固定修复体　见第67，177页

C：尖牙位点，PM1：第一前磨牙位点，LI：侧切牙位点，CI：中切牙位点，M1：第一磨牙位点，→：可选项，杆向远中延伸，→：悬臂，→←：分段处